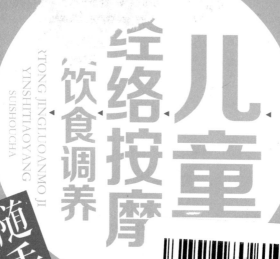

《TONG JINGLUOANMO JI
YINSHITIAOYANG
SUISHOUCHA

儿童

经络按摩

饮食调养

随手查

U0395633

时素华◎编著

上海科学普及出版社

图书在版编目（CIP）数据

儿童经络按摩及饮食调养随手查 / 时素华编著. --
上海：上海科学普及出版社, 2015.2
ISBN 978-7-5427-6271-9

Ⅰ. ①儿⋯ Ⅱ. ①时⋯ Ⅲ. ①小儿疾病－经络－按摩
疗法（中医）－基本知识②小儿疾病－食物疗法－基本知
识 Ⅳ. ①R244.1②R247.1

中国版本图书馆CIP数据核字（2014）第235212号

责任编辑　张　帆

儿童经络按摩及饮食调养随手查
时素华　编著
上海科学普及出版社出版发行
（上海中山北路832号　邮政编码200070）
http://www.pspsh.com

各地新华书店经销　北京鑫富华彩色印刷有限公司
开本 787×1092　1/32　印张 10　字数 140千字
2015年2月第1版　2015年2月第1次印刷

ISBN 978-7-5427-6271-9　定价：24.80元
本书凡印刷、装订错误可随时向承印厂调换 010-62967135

爸妈必知的儿童按摩常用穴

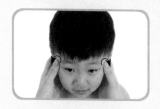

揉太阳 见P35

——快速有效抗感冒

取穴方法／眉梢与目外眦之间，向后约1指宽的凹陷处。

按摩方法／用拇指螺纹面揉太阳30~50次。

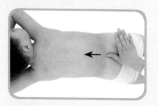

推七节骨 见P95

——下推通便，上推止泻

取穴方法／从第4腰椎至尾骨端成一条直线。

按摩方法／用拇指桡侧面自上而下推100~300次。

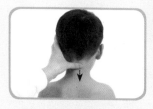

推天柱骨 见P41

——恶心呕吐恢复快

取穴方法／在颈后区，发际正中至大椎穴成一条直线。

按摩方法／用拇指自上而下直推100~500次。

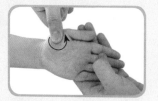

揉板门 见P64

——保持体重更健康

取穴方法／双手掌大鱼际平面。

按摩方法／用拇指螺纹面揉大鱼际平面50~100次。

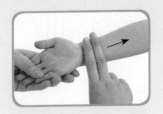

清天河水 见P58

——上火宝宝的清凉之源

取穴方法／前臂内侧正中，
总筋至洪池（曲泽）成一
条直线。

按摩方法／用食指、中指螺
纹面推穴位100～500次。

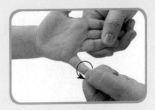

推肾经 见P53

——补充肾气强体质

取穴方法／在双手小指末
节的螺纹面。

按摩方法／用拇指螺纹面
旋推100～600次。

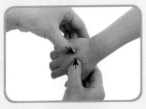

掐二扇门 见P74

——天然安全退热方

取穴方法／在手背，中指
与食指、食指与无名指凹
陷处。

按摩方法／两手拇指指端掐
穴位3～5次，称掐二扇门。

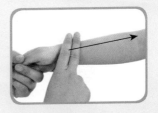

推三关 见P73

——发汗散寒驱感冒

取穴方法／位于前臂桡侧
缘，自阳池至曲池成一条
直线。

按摩方法／用食指、中指
指面推三关100～300次。

儿童对症按摩取穴速查表

病症	辨证分型	基本取穴	分型取穴	调理原则
发热 （P108）	风寒型发热	攒竹、坎宫、太阳、天河水	风池、三关、二扇门	发汗解表，驱散寒邪
	风热型发热		小天心、脊柱	清热解表
	肺胃实热型发热		肺经、胃经、大肠、板门、六腑、天枢、内八卦	消食清肠，清热除烦
	阴虚内热型发热		脾经、肺经、上马、涌泉、足三里、内劳宫	滋阴清热
感冒 （P102）	风寒型感冒	耳后高骨、攒竹、坎宫、太阳、风池、肺经、肩井	二扇门、一窝风、三关、迎香	疏风散寒，发汗解表，宣肺通窍

病症	辨证分型	基本取穴	分型取穴	调理原则
感冒（P102）	风热型感冒		天河水、大椎	疏风，散热，解表
	夹惊型感冒		小天心、肝经、端正、老龙	镇惊息风，清热解表，安神定志
	夹痰型感冒		天突、膻中、小横纹	消积化痰，宣肺解表
	夹食型感冒		中脘、板门、脊柱、内八卦、四横纹	疏风解表，消积导滞，健脾和胃
咳嗽（P115）	风寒袭肺型咳嗽	肺俞、天突、膻中、足三里	三关、风池、合谷、太阳	温中行气，散寒解表
	风热犯肺型咳嗽		肺经、六腑、大椎、肩井	宣肺止咳，祛风清热
腹泻（P136）	伤食型腹泻	脾经、大肠、腹、脐、七节骨、龟尾	中脘、天枢、板门、内八卦、四横纹、天河水	健脾化湿，消食导滞

（续表）

病症	辨证分型	基本取穴	分型取穴	调理原则
腹泻（P136）	风寒型腹泻		外劳宫、风池	温阳散寒，化湿涩肠
	湿热型腹泻		天河水、六腑	清热泻火，利湿止泻
	脾虚型腹泻		三关、脊柱、足三里	健脾益气，温阳止泻，涩肠固脱
便秘（P129）	肠胃积热型便秘	大肠、六腑、腹、七节骨、龟尾	脾经、胃经、板门、天枢、天河水	调理脾胃，消积导滞
	气机郁滞型便秘		肝经、胁肋	疏肝理气，清肝泻火
	气血亏虚型便秘		脾经、板门、肺经、肾经、三关、脊柱、足三里	益气养血，滋阴润燥
积食（P120）	脾虚夹积型积食	内八卦、四横纹、大肠、板门、天河水、中脘、腹、足三里	脾经、肋弓、脾俞、脊柱	健脾益气，消胀助运

5

（续表）

病症	辨证分型	基本取穴	分型取穴	调理原则
积食（P120）	乳食内积型积食		脾经、七节骨	健脾清热，消食导滞
呕吐（P124）	伤食型呕吐	大横纹、板门、天柱骨	脾经、内八卦、四横纹、中脘、肋弓、足三里	和胃消食，除胀降逆
	胃有积热型呕吐		脾经、大肠、天河水、七节骨	清热祛火，和胃止呕
	脾胃虚寒型呕吐		脾经、三关、外劳宫、一窝风	温阳散寒，和胃降逆
遗尿（P144） 虚证	下元虚冷型遗尿	肾经、外劳宫、丹田	三关、腰骶	温阳散寒，固摄膀胱
	脾肺气虚型遗尿		脾经、肺经、板门、百会	补益脾肺，培元固涩
实证	肝经湿热型遗尿		肝经、天河水、肾经、大肠、小肠	清肝利湿，固涩止遗

目录 CONTENTS

1 宝宝常按摩，健康不生病

第一章

67个儿童按摩特效穴

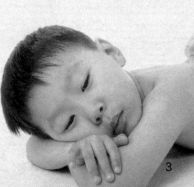

第二章
儿童常见病的对应按摩法

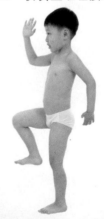

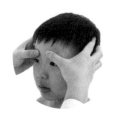

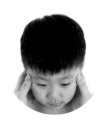

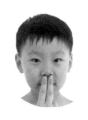

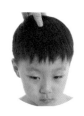

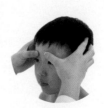
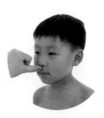
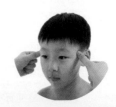

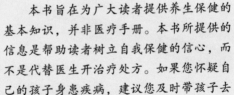

编者公告

　　本书旨在为广大读者提供养生保健的基本知识，并非医疗手册。本书所提供的信息是帮助读者树立自我保健的信心，而不是代替医生开治疗处方。如果您怀疑自己的孩子身患疾病，建议您及时带孩子去医院接受必要的治疗。

✳ 儿童经络与成人经络的区别

儿童穴位、成人穴位有不同

儿童的穴位遍布全身，这些穴位有的与成人相同，如太阳穴、足三里穴等。有的穴位名称相同但位置不同，如儿童的攒竹穴是眉头经眉毛到眉梢的一条直线，而成人的攒竹穴则位于眉毛内侧边缘凹陷处。有的位置相同而名称不同，如儿童的二人上马穴，就相当于成人的中渚穴。

儿童除了拥有点状穴位外，还拥有线状穴位和面状穴位。举例来说，精宁、威灵、一窝风、小天心等为点状穴位，天河水、三关、六腑为线状穴，腹、脐、八卦等均为面状穴。

儿童手上的特定经穴

儿童最关键的5条经络全都在五指上，具体来说，拇指对应脾经，食指对应肝经，中指对应心经，无名指对应肺经，

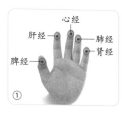

心经
肝经
脾经
肺经
肾经
①

小指对应肾经（图①）。这5个关键的经络是上天赐给孩子最宝贵的健康财富，经常按摩5个手

指头就可以起到调理五脏的作用。另外，孩子的手臂上有几条线状穴也有很好的保健作用。首先，在孩子前臂掌侧正中那条线称天河水，推天河水可以清理体内的热毒；手臂的外侧靠拇指那条线是三关，推三关可以补充气血，改善孩子多病的体质，让孩子身体强壮起来；手臂内侧靠小指那条线是六腑，推六腑能够清除孩子体内的实热，对于热毒侵犯咽喉部具有立竿见影的效果（图②）。

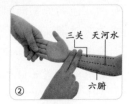

② 三关　天河水　六腑

✿ 宝宝做经络按摩的好处

按摩又称"推拿"，它是以中医的经络及脏腑理论为基础，用特定的手法刺激人体表面特定部位，达到调节生理功能、改善疾病目的的一种传统治疗方法。儿童经络按摩在我国已有非常悠久的历史，其功效已经过了长期的实践验证，而且十分易懂易学，父母如果学会了经络按摩，就可以用自己的双手来保护孩子，让孩子少受疾病的折磨。具体来讲，儿童经络按摩可以带来以下几个方面的好处。

常按摩，身体棒

孩子处于生长发育阶段，与成人相比，他们皮肤娇嫩，脏腑功能较弱，抗病能力特差，这些生理特点使得孩子较容易被外邪侵袭，从而导致感冒、哮喘、腹泻等疾病。

相对于打针、吃药、输液来说，儿童经络按摩显然更加安全，也更容易被孩子接受。如果平时坚持给孩子进行经络按摩，可以调理脏腑、经络、气血功能，从而达到防治疾病的目的。

此外，长期按摩有助于增加孩子的食欲，促进胃酸分泌，增强消化功能。孩子吃得好，消化好，身体自然会越来越棒。

常按摩，睡眠好

按摩可以放松孩子的全身肌肉，缓解精神上的压力，降低身体上的某些不适感。经常做按摩的孩子，睡眠质量比较高，很少有夜间啼哭的现象，普遍能够顺利入眠，成长发育情况也相对较好。

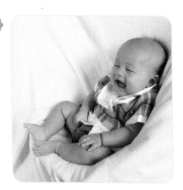

经常做按摩的孩子睡眠质量更好，夜间不易哭闹，身体抵抗力也更强。

按摩，爱的体验

按摩时父母的双手直接与孩子的皮肤接触，能增加孩子的安全感，孩子也能感知到父母的爱心，父母耐心、细致的动作，会让孩子觉得自己被重视，这对于养成孩子自信、开朗的性格是很有好处的。

按摩时，通过观察孩子的反应可以了解孩子的健康状况。正常情况下，按摩时穴位处会有酸麻甚至胀痛的感觉。但如果一碰就痛，父母就要引起注意了。举例来说，垂直按压孩子的迎香穴时，孩子感到酸麻是正常现象。但是如果轻轻一碰孩子就疼痛难忍，那就说明鼻子很可能有毛病，需要及时就医。

✽ 最基本的按摩手法

推 法

直推法

用一只手的拇指桡侧缘或螺纹面，或者用食指、中指的螺纹面，在相应的穴位上作单方向直线推动。频率为每分钟250次左右。

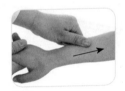

直推法

分推法

以双手拇指螺纹面或其桡侧缘，或用双掌附着在相应的穴位或身体部位上，用腕部或前臂发力，带动着力处从穴位或身体部位的中心分别向两旁做直线或弧线推动。连续推动20～50次即可。

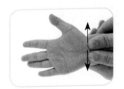

分推法

旋推法

以拇指螺纹面在穴位上作顺时针旋转推动。频率为每分钟200次左右。

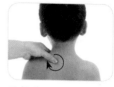

旋推法

揉 法

指揉法

用拇指或中指的螺纹面或指端，或用食指、中指两指的螺纹面或指端，或用食指、中指、无名指三指的螺纹面或指端，着力于相应的穴位或身体部位，沿着一个方向作小幅度的、轻柔的旋转揉动。

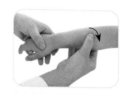

指揉法

鱼际揉法

以大鱼际着力于相应部位，稍用力下压，放松腕部，前臂发力，通过腕部带动着力部位沿着一个方向作和缓的、小幅度的旋转揉动。

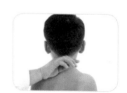

鱼际揉法

掌揉法

以掌心或掌根着力于相应身体部位上，稍用力下压，腕部放松，以前臂发力，以肘关节为支点，带动掌根部分沿一个方向作和缓的、小幅度旋转揉动。

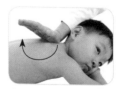

掌揉法

拇指按法

拇指伸直，其余4指握拳，食指中节桡侧轻贴拇指指间关节掌侧，起到支撑作用。将拇指螺纹面或指端附着于相应穴位上，垂直发力，向下按压，

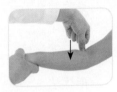

拇指按法

持续一定时间，然后逐渐放松，再用力向下按压，如此一按一放反复操作。

中指按法

稍悬腕，用中指指端或螺纹面附着在穴位上，垂直用力，向下按压，持续一定时间，然后放松，再用力向下按压，如此一按一放反复操作即可。

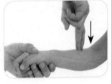

中指按法

掌按法

五指放松伸直，掌面或掌根部附着在穴位上，垂直用力，向下按压，并停留一段时间。

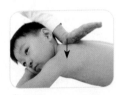

掌按法

摩 法

指摩法

五指自然伸直，腕部微悬，以食指、中指、无名指、小指的

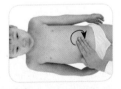

指摩法

指面附着在穴位上，沿着一个方向做环形摩动。

掌摩法

五指自然伸直，腕关节背
伸，以掌面附着在穴位上，前
臂发力，带动着力处沿着一个
方向做环形摩动。

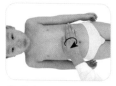
掌摩法

掐 法

手握空拳，拇指伸直，指
腹紧贴在食指中节桡侧缘，以
拇指指甲附着于穴位上，逐渐
用力掐之。

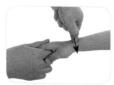
掐法

做掐法时需注意力度，不
能掐破皮肤，也不宜掐的时间过长。

为了缓和刺激，减轻受力部位的疼痛感和不适
感，掐后最好继用揉法。

捏 法

双手握空拳，拳心相对，
拇指伸直，食指屈曲，食指中
节桡侧顶住皮肤，两指相对同
时用力捏提皮肤，双手交替用
力，自下而上，捻动向前。

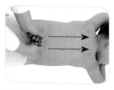
捏法

运 法

一只手握住孩子的手臂，使孩子被按摩部位或

穴位向上，另一只手的拇指或食指、中指两指的螺纹面在穴位上着力，由此穴向彼穴做弧形或环形运动。频率为每分钟60～120次。

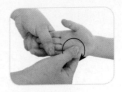
运法

拿 法

以拇指与食指、中指两指，或拇指与其余4指的螺纹面前1/3处相对用力，捏住按摩部位，逐步内收提起，一紧一松、连续不断地实施提捏的动作。

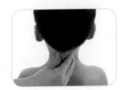
拿法

擦 法

以手掌面或大、小鱼际贴附于身体部位，稍用力下压，前臂与手掌相平，以肩关节为支点，上臂上下摆动，肘关节部位做屈伸运动，带动着力部位在体表做快速往返直线摩擦移动，至局部透热为度。

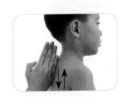
擦法

刮 法

用拇指桡侧或食指、中指螺纹面在身体相应部位着力，或食指第二指节背侧尺侧缘着力，由上向下或由内向外做直线刮动。

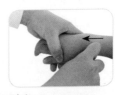
刮法

捣 法

用一只手的中指指端或食指、中指屈曲后的第一指间关节突起部附着于穴位上，其他手指屈曲相握，用腕关节发力，带动着力处有节奏地叩击穴位5~20次。

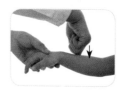

捣法

搓 法

用双手的掌面相对夹住身体的两侧，快速用力地前后来回搓动，并同时从上向下缓慢地做往返移动。

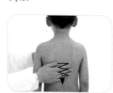

搓法

❋ 取穴常用法

指寸定位法

指寸定位法是以被按摩者的手指作为标准度量取穴的方法，医学上将之称为手指同身寸取穴法。这种方法规定被按摩者本人的拇指中节的宽度为1寸（图①），食指、中指并起来的宽度为1.5寸（图②），食指、中指、无名指并起来的中节宽度为2寸（图③），食指、中指、无名指、小指并起来，其中间宽度为3寸（图④）。要知道这里所说的1寸、2寸、3寸，与实际长度是不同的，因为人有高矮胖瘦，儿童的手指与成人的也不同，这里只是一种度量的技巧。

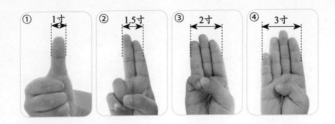

① 1寸　② 1.5寸　③ 2寸　④ 3寸

标志参照法

标志参照法利用人体体表标志来找出穴位，例如用人体的五官、毛发、脚趾、乳头及骨关节处的凸起和凹陷来定位，例如膻中穴在两乳头连线的中点，天枢穴在肚脐旁边2寸，印堂穴在两眉的中间。

身体度量法

身体度量法是将人体不同部位及线条规定成一定的长度，折成若干等份，每份称为1寸。例如将两乳头的间距规定成6寸，每份就是取穴中的1寸。具体如下：

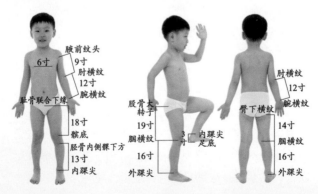

6寸

腋前纹头
9寸
肘横纹
12寸
腕横纹

耻骨联合下缘

18寸
髌底
胫骨内侧髁下方
13寸
内踝尖

股骨大转子
19寸
3寸
腘横纹
内踝尖
足底
16寸
外踝尖

肘横纹
12寸
腕横纹

臀下横纹
14寸
腘横纹
16寸
外踝尖

✿ 儿童经络按摩的适应证与禁忌证

按摩适宜年龄

经络会随着年龄的增长发生变化，儿童经络按摩适应的对象一般是6个月到12岁的儿童，尤其适用于6岁以下的儿童。

适应证

儿童经络按摩可用于多种儿童常见病，如感冒、咳嗽、哮喘、支气管炎、腹泻、呕吐、厌食、消化不良、肥胖、夜啼、近视、佝偻病、脑瘫、湿疹等，还可用于日常保健与疾病的预防。

禁忌证

有以下特殊状况的儿童（或其患处）不宜进行经络按摩。

（1）各种皮肤病的患处；正在出血或内出血的部位。

（2）皮肤烧伤、烫伤、擦伤、裂伤、炎症、脓肿处，以及伤口形成的瘢痕部位。

（3）患有骨结核、骨髓炎、蜂窝织炎、丹毒等感染性疾病的儿童。

（4）患有水痘、猩红热、肺结核、病毒性肝炎等急性传染病的儿童。

（5）患有出血倾向疾病，如血小板减少性紫癜、白血病、血友病、再生障碍性贫血、过敏性紫癜等患儿。

（6）骨与关节结核和化脓性关节炎局部，可能存在肿瘤、外伤骨折早期、脱臼等不明疾病的儿童。

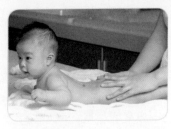

（7）严重的心、肺、肝、肾等脏器疾病患儿。

儿童经络按摩不仅可用于多种儿童常见病，还可用于日常保健，有利于其生长发育。

（8）诊断不明、不知道治疗原则的疾病患儿。

❀ 儿童经络按摩需掌握的基本知识

1.循序渐进：父母给孩子进行按摩要遵循从轻到重、循序渐进的原则，按摩的力度不宜过大，要考虑孩子的耐受程度，一般以皮肤微微发红为度。

2.选对按摩时机：要在自己和孩子的精神状态都比较好的情况下进行，不要在自己疲乏的情况下给孩子按摩，否则会降低按摩的效果。孩子过饥或过饱时，不宜进行按摩，比较好的时间是在饭后1小时。在孩子哭闹时，应将孩子的情绪安抚至平静之后再进行按摩。

3.按摩的顺序：一般先按摩头面部，然后依次为上肢、胸腹、腰背、下肢；按摩取穴有主穴和配穴之分，一般先按摩主穴，后按摩配穴，有时先按摩配穴，后按摩主穴。这一点要具体情况具体分析。不管选择哪种顺序，都要先运用轻柔的手法，如揉、摩、推、运等。刺激性强的按摩手法，如掐、拿、捏等，应放在后面操作。还可根据病情的轻重程度和患儿的体位来决定按摩的顺序。如在调理胃热引起的呕吐时，可以先推颈项部的天柱穴，再推板门、清大肠（上肢部位）等。总之，按摩的顺序，可在具体实践过程中灵活掌握。

4.按摩过程中要注意观察孩子的反应：一旦孩子出现头晕、四肢出冷汗等现象，应立即停止按摩，让孩子休息、饮水。

5.按摩的时间和次数：按摩的时间通常以孩子的年龄、病情、体质及手法的特点为依据，灵活掌握。一般情况下，每次按摩的时间总共不宜超过20分钟，每天按摩1次即可。如果是慢性病，可以隔日按摩1次，急性病可以每日按摩2次。

6.上肢穴位只推一侧：上肢的穴位习惯上只推左手一侧，也可以单推右手一侧。其他部位的穴位则两侧均可治疗。

7.按摩介质不能少：孩子的皮肤比较娇嫩，所以在按摩之前要准备好儿童专用润肤品作为按摩的介质，可以防止皮肤被擦破。也可以用一些具有特殊功效的介质来加强治疗效果，如生姜汁、葱白汁对于风寒感冒的治疗有好处；薄荷水则可以作为风热感冒按摩疗法的介质；鸡蛋清可用于烦躁失眠、手足心热等按摩介质。

8.按摩前要注意的小细节：按摩的环境要舒适，空气要新鲜，温度保持在避免孩子着凉的范围内。操作前要洗净双手，摘掉平时佩戴的戒指、手镯等饰物。指甲要剪短，并且保证光滑无毛刺，以免刮伤孩子的皮肤。天气寒冷时，要先将双手搓热再进行后续的操作。

❀ 五脏补泻之道需了解

中医认为，脏腑之间是相生相克的关系，生的就相当于母亲，被生的相当于孩子，克的就是强者，被克的就是弱者。具体来讲，脾土生肺金，肺金生肾水，肾水生肝木，肝木生心火，心火生脾土；肝木克脾土，脾土克肾水，肾水克心火，心火克肺金，肺金克肝木。这就是五脏相生相克的道理。

在按摩的过程中，遇到实证就泻它的"子"，虚证就补它的"母"。举例来讲，当孩子因肺虚而咳嗽时，按照相生的理论，就应该去补肺的"母"，即补脾。然后应考虑到，肺虚会导致肺的"子"也会虚，也就是应补一下肾。按照相克的理论，肝是肺的"敌

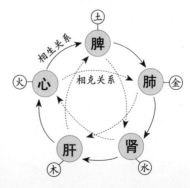

人",所以为防止其"乘虚而入",须清肝;而心是肝的手下败将,为了防止其前来"寻仇",就应清心。具体手法为向上为补,向下为泻;以顺为补,以逆为泻;轻者为补,重者为泻。

❋ 体质不同按摩方法亦不同

不同的人体质也不尽相同,儿童也是如此。根据中医的辨证方法,儿童的体质可分为健康型、寒型、热型、虚型、湿型5种类型,父母应根据自己孩子的体质采取有针对性的按摩方法,这样才能真正达到防病治病的目的。

健康型体质

判断标准 / 身体健壮,面色红润,精神状态良好,食欲佳,没有偏食、挑食的现象,大小便正常。

按摩方法 / 应该强身健体、预防疾病,进行日常保健按摩。

寒型体质

判断标准 / 四肢冰凉,面色苍白,懒于活动,食欲不振,吃生冷食物容易腹泻。

按摩方法 / 调养原则是温养脾胃,应每天坚持捏脊5次,按揉内劳宫穴100次左右,逐渐改善体质。

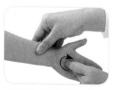

寒型体质揉内劳宫

15

热型体质

判断标准 / **热型体质分为实热和虚热两种。实热表现为身体壮实，面红目赤，烦躁易怒，饮食贪凉厌热，口气重，大便秘结，小便黄，口舌易起溃**

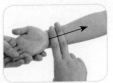

热型体质推天河水

疡；虚热表现为体形瘦小，面色潮红，盗汗，容易口干，大便干硬，小便发黄，手足心较热，食欲不佳，舌头较红。

按摩方法 / 调养原则为清热去燥，适合推天河水。天河水位于孩子前臂内侧正中线，自腕部至肘部成一条直线。父母可用食指和中指沿这条直线推200次。

虚型体质

判断标准 / 体形瘦弱，面色萎黄，神疲力乏，少气懒言，食欲不佳，大便溏软，容易患贫血和呼吸道感染。

按摩方法 / 调养原则以气血双

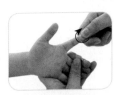

虚型体质揉指面

补为主。平时应按摩孩子的5个手指指面，每个指面按顺时针旋转推动100次。

湿型体质

判断标准 / 体形大多肥胖，喜食肥厚甘味，动作迟缓，大便溏烂、难以成形。

按摩方法／调养原则以健脾祛湿化痰为主。平时应坚持做以下按摩：捏脊5次，推板门（从孩子的大拇指指根部直推至大鱼际）200次。

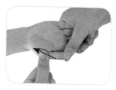
湿型体质推板门

❋ 儿童复式按摩法

复式按摩法是将一种或几种单式按摩的方法组合在一起作为一套特殊的按摩方法，它们有特定的名称。在这里节选22种比较常用的复式按摩手法予以简单的介绍。

黄蜂入洞

做法／孩子取仰卧位，将食指、中指的指端紧贴在孩子两鼻孔下缘，稍用力揉动50～100次。
功效与应用／开窍通鼻，驱寒解表。多用于外感风寒所致的发热无汗，急、慢性鼻炎所致的鼻塞流涕及呼吸不畅等。

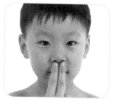
黄蜂入洞

双凤展翅

做法／孩子取仰卧位，用双手食指、中指夹孩子两耳，向上提3～5次，再用两手拇指指端

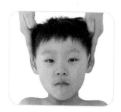
双凤展翅

掐按眉心、太阳、听会、人中、承浆、颊车等穴，每穴掐按3～5次。

功效与应用 / 疏风宣肺，驱寒止咳。多用于外感咳嗽。

揉耳摇头

做法 / 孩子取坐位，用双手拇指、食指的螺纹面相对稍用力捻揉孩子两耳垂20～30次，再手捧孩子头部，左右轻摇10～20次。

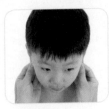
揉耳摇头

功效与应用 / 镇惊安神，调和气血。多用于惊风、夜啼、腹胀、便秘等。

按弦搓摩

做法 / 孩子取坐位，双手略抬起，父母坐于孩子身后或坐其身前，用两手掌面轻贴孩子腋下，沿两侧胁肋部来回搓摩，从上至下搓至与肚脐齐平处50～100次。

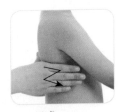
按弦搓摩

功效与应用 / 化痰理气，消积健脾。多用于咳嗽多痰、气喘、腹痛、腹胀、疳积、肝脾肿大等。

开璇玑

做法 / 孩子取仰卧位，用双手拇指自胸骨上窝中央下1寸的璇玑穴开始，沿胸肋自上而下向两旁分推8次。

再从胸剑结合部下1寸的鸠尾穴处向下直推至脐部，两手各推10次。然后由脐部向左右推摩1分钟左右。再从脐部向下直推至小腹，推10次左右。

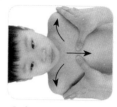
开璇玑

功效与应用／宽胸理气，消食化痰，健脾和胃。多用于胸闷、咳喘、痰鸣、积食、呕吐、外感发热、便秘等。

龙入虎口

做法／孩子取仰卧位。用一手托扶住孩子的掌背，使其掌面朝上，另一手插入虎口，大拇指螺纹面稍用力在板门穴处推或揉50～100次。

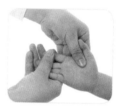
龙入虎口

功效与应用／祛风解表，泌别清浊。多用于发热、呕吐、腹泻等。

二龙戏珠

做法／孩子取坐位，用右手拿捏孩子食指、无名指指端，左手拿捏孩子的阴池穴（腕部掌侧横纹的尺侧边）和阳池穴（腕背横纹中指伸肌腱的尺侧缘凹陷处），并缓缓向上移动

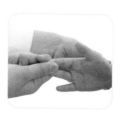
二龙戏珠

按捏至曲池穴（肘横纹外侧缘凹陷处），重复5次左

右。寒证重按阳穴，热证重按阴穴。然后左手拿捏孩子的阴、阳两穴，右手拿捏孩子食指、无名指的指端并摇动20～40次。

功效与应用／调和阴阳，温阳散寒，平惊止搐。多用于惊厥、抽搐、惊风、发热等。

双龙摆尾

做法／孩子取仰卧或坐位，用一手托住孩子肘部，另一手拿住孩子食指、小指，稍用力向下扯摇5～10次，并左右摇动5～10次。

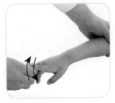
双龙摆尾

功效与应用／行气散结。多用于便秘、尿潴留等。

丹凤摇尾

做法／孩子取仰卧或坐位，用一手拇指、食指，按捏孩子内、外劳宫穴，再用另一手稍用力掐中指指端，再拿捏中指摇动10～20次。

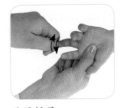
丹凤摇尾

功效与应用／镇惊安神，调气养血。多用于惊风、夜啼等。

揉脐及龟尾并擦七节骨

做法／孩子取仰卧位，用一手中指或食指、中指、无名指3指的螺纹面揉脐2~3分钟。再使孩子取俯卧位，用中指或拇指螺纹面揉龟尾2~3分钟，最后用小鱼际自龟尾擦至七节骨或自七节骨擦至龟尾。

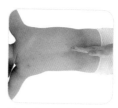

擦七节骨

功效与应用／调理脏腑，<u>止泻</u>消积。多用于腹胀、泄泻、痢疾、便秘等。

猿猴摘果

做法／孩子取坐位或仰卧位，用两手拇指、食指捏孩子腕背横纹尺侧上端皮肤，一扯一放，反复多次。

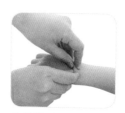

猿猴摘果

功效与应用／健胃消积，止咳化痰。多用于发热、寒痰、食积等。

孤雁游飞

做法／孩子取坐位或仰卧位，用一手捏住孩子的手部，使掌面朝上，另一手大拇指螺纹面自孩子脾经推起，经胃经、三关，向下经六腑推至内劳宫，再推至脾经为1遍，推10~20遍。

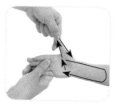

孤雁游飞

功效与应用／健脾和胃，消肿利水。多用于疳积、营养不良、水肿等。

水底捞月

做法 / 孩子取坐位或仰卧位，用一手握住孩子4指，使其掌面朝上，将冷水滴入掌心，另一手拇指螺纹面紧贴孩子掌心，稍用力做旋推50~100次，边推边对着掌心吹气。

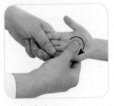
水底捞月

功效与应用 / 清热凉血，退热除烦。多用于高热、神昏、烦躁、便秘等。

打马过天河

做法 / 孩子取坐位或仰卧位，用一手握住孩子4指，使其掌心朝上，另一手中指螺纹面运内劳宫，再用食指、中指由腕后横纹中点的总筋穴弹击起，经天河水，弹击至肘弯处，弹击20~30遍。

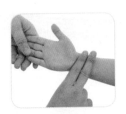
打马过天河

功效与应用 / 清热活血，疏通经络。多用于高热、烦躁、上肢麻木等。

飞经走气

做法 / 孩子取坐位或仰卧位，用一手拿住孩子4指，使掌面与前臂掌侧朝上，用另一手的食指、中指、无名指、小指指面从曲池穴开始弹击，至腕后横纹中点的总筋，反复数遍，然后拿住孩子的阴池、阳池，前手屈伸摆动孩子4指数次。

功效与应用／化痰止咳，行气通窍。多用于外感寒证、痰鸣、气逆、咳喘等。

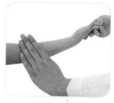
飞经走气

黄蜂出洞

做法／孩子取坐位，用一只手拿孩子4指，使其掌面朝上，另一只手拇指指甲掐内劳宫、总筋，再用两手拇指螺纹面从总筋沿大横纹向两侧分推，称分阴阳。然后用两手大拇指从总

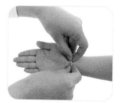
黄蜂出洞

筋起向上一捏一放至内关处，最后掐八卦中的坎宫、离宫。

功效与应用／发汗解表，清热凉血。多用于外感无汗、身热烦渴、大便干结等。

天门入虎口

做法／孩子取坐位或仰卧位，用一手握住孩子4指，使其食指桡侧缘朝上，另一手拇指螺纹面桡侧蘸葱姜水从孩子食指尖桡侧命关（食指第三指节桡侧）处向虎口直推，再用大拇

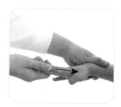
天门入虎口

指指端掐揉虎口数十次。

功效与应用 / 调理气血，健脾和胃，消食化积。多用于腹胀、腹泻、食积等。

运土入水

做法 / 孩子取坐位或仰卧位，左手拿住孩子4指，使其掌心朝上，右手拇指指端由孩子拇指指根运起，经小天心、掌小横纹到小指根处，运50～100次。

功效与应用 / 清热利尿，滋阴补肾。多用于腹胀、尿频等。

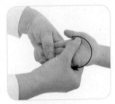

运土入水

运水入土

做法 / 孩子取坐位或卧位，用左手拿住孩子4指，使其掌心朝上，右手拇指指端自小指根运起，经掌小横纹、小天心，至拇指根止，运50～100次。

功效与应用 / 健脾止泻，润肠通便。多用于泻痢、便秘、食欲不振、腹胀等。

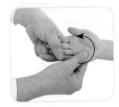

运水入土

按肩井法

做法 / 孩子取坐位，用一手食指或中指螺纹面掐按孩子肩井

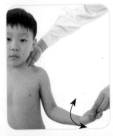

按肩井法

穴。再用另一手拇指、食指、中指3指拿捏住孩子同侧的食指和无名指，屈伸孩子上肢并摇动20～30次。

功效与应用／通调气血，提神醒脑。多用于儿童经络按摩结束时，可改善感冒、久病体虚、气血失调、上肢痹痛等。

❋ 按摩前的准备工作

按摩开始之前，做好准备工作是非常必要的，如准备好按摩油、选择适合按摩的环境、观察宝宝此刻是否愿意接受按摩等，这对按摩的顺利进行起着决定性作用。妈妈们准备好了吗？

准备按摩精油

婴儿专用按摩油在婴儿抚触与按摩过程中扮演着重要角色，能提高按摩质量。不过，与时下流行的按摩精油相比，前者更适合婴儿抚触与按摩，对宝宝的健康更有益。不过，给婴儿做抚触与按摩的过程中所使用的精油属于稀释调好的婴儿专用油，纯精油浓度较高，不宜

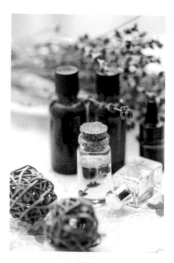

直接接触宝宝皮肤。在开始按摩之前，首先要测试精油是否适合婴儿。宝宝的肌肤非常娇嫩，如果精油选择不当，很可能出现过敏现象。第一次给宝宝做抚触与按摩的家长们，使用精油前可先做一下皮肤测试。

测试步骤

1.取一些精油倒在指尖上，不要太多，适量就可以了。

2.妈妈将精油轻轻涂抹在手臂内侧，面积大小如1元硬币即可，10~15分钟后观察状况。

3.再在婴儿的手肘、手腕、大腿内侧等部位涂油，10~15分钟后，检查有无发疹或发红现象，如果没有出现任何异常情况即可全身使用，反之则必须更换精油。

温馨提示

婴儿专用按摩精油

◎**葡萄籽油：**从葡萄籽中提炼出的油，没有怪味，在全身按摩过程中经常用到。该种精油可以冷却体内热气，因此很适合夏季使用。

◎**夏威夷坚果油：**从夏威夷群岛上的一种热带植物所结的坚果中提炼出的油，传闻在植物油当中最接近人类的皮脂，以低刺激为特征。对皮肤的渗透率高，不会出现黏腻感觉。

选择舒适安静的按摩环境

环境对于婴儿抚触与按摩来说尤为重要。给宝宝按摩前，选择恰当的环境是非常必要的。

设立固定的按摩地点

在家里选择一个你喜欢的地方，并把它作为固定的按摩地点，以便宝宝能够把这个地方与抚触、按摩联系起来。不过一定要确保该地点有足够的活动空间且周围没有障碍物或危险物品，可以把容易碰倒的东西，如蜡烛、暖水瓶统统拿开。你可以选择在床上或地板上为宝宝进行抚触与按摩，不过在选择地点时，要考虑到高度，避免因高度不宜而引起腰酸背痛。

做好防范措施

按摩地点确定下来后，还要铺上柔软的毛巾，并在毛巾下铺一层防水垫，以免按摩途中宝宝突然大小便，令妈妈手忙脚乱。

注意室内光线

按摩时的光线要柔和，以小灯泡的亮度为宜，避免灯光直接照射宝宝的眼睛，最好不要在日光灯下做按摩。因为处于仰卧状态的宝宝，很容易将视线固定在日光灯散发出的灯光上，这对宝宝的眼睛会造成一定程度的伤害。最好采用反射光线，宝宝注视这种光线时，眼睛不会受到刺激。

抚触或按摩时，电视、收音机、电话，甚至是家里的宠物都会干扰按摩的进行，影响按摩效果。按摩前最好关闭电视机、收音机、电话，圈起宠物。可以播放一些柔和的音乐来渲染按摩气氛。如果宝宝产生了困意，还可以播放一些轻柔的音乐来安抚宝宝的情绪，使其尽快进入睡眠状态；如果想跟他们互动，可以选用一些轻快的音乐配合宝宝一起嬉戏。

❈ 妈妈的准备工作

指甲剪短并修圆

按摩或抚触时，妈妈的手随时都会碰触宝宝的皮肤，指甲过长可能使婴儿细嫩的皮肤受到伤害。按摩前，应将指甲剪短且前端部分修圆。

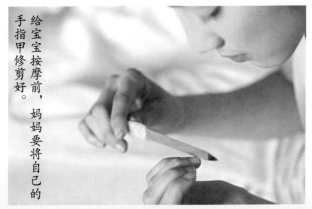

给宝宝按摩前，妈妈要将自己的手指甲修剪好。

播放柔和的音乐

妈妈柔和、甜美的声音是婴儿最喜欢的声调，可作为按摩的"背景音乐"，也可以用轻柔缓和的音乐予以替代。

卸掉压力，尽量放松

按摩过程中，妈妈的紧张感会传给婴儿。妈妈在心情焦躁不安的情况下，可以饮用香草茶，让心情尽快稳定下来，全身放松后再开始按摩。

温馨提示

这样的问题不能忽视

◎**洗手**：婴儿的肌肤非常娇嫩，为其做按摩时，妈妈必须注意清洁，按摩前先洗手。

◎**服装**：为宝宝按摩时，妈妈最好穿着宽松、舒适的衣服，尽量选择可以在不勉强之下盘腿坐，或能随便伸展的服装。

◎**手表及各种饰品**：手表、戒指、项链等各种饰品都可能伤害到婴儿的皮肤，如果婴儿不小心接触到这些金属物品，还可能使其受到惊吓。因此，按摩前妈妈应摘掉所有饰品，以免影响按摩。

◎**头发**：妈妈如果留有长发，按摩前应该扎起来，以免按摩时扫到宝宝的皮肤，分散宝宝的注意力。

妈妈的乳房周围有顶浆分泌腺或皮脂腺，会分泌外激素，这是宝宝熟悉的味道，与在妈妈体内时闻到的气味完全相同，因此，婴儿闻到妈妈的气味时，会感到非常安心。有些妈妈会利用各种香水掩盖身上的特殊气味，这对宝宝来说是非常不利的。因此，在为宝宝按摩时，妈妈应保留原有气味，以此来安抚宝宝的情绪，使其配合按摩。

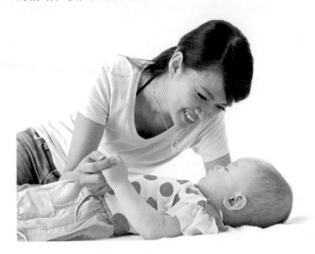

不让按摩中断

给婴儿按摩时最忌讳的就是中途停止，这会影响按摩效果。按摩前应做好充分准备，事前应把所有可能发生的情况预测到，并做好应急措施。

✿ 按摩前请征求宝宝的意见

按摩前妈妈们应该征求宝宝的意见，如果他们不愿意接受按摩而你却强制进行，不但达不到按摩目的，还可能伤害到宝宝。

宝宝喜欢按摩的表现

当母子间的关系非常融洽时，妈妈能感受到宝宝是否愿意接受按摩。通常情况下，可凭宝宝被按摩时的表情来评定他们对待按摩的态度。当妈妈温柔的双手接触宝宝的肌肤时，大部分宝宝会表现出愉悦的神情，这是喜欢按摩的重要表现，妈妈可以继续进行按摩。

有时候，宝宝的目光中会闪耀出愉悦神情，并伴有愉快的呱呱声或呻吟声，这也说明宝宝喜欢按摩，正在心满意足地享受按摩中的喜悦。6～8个月大的宝宝，可以用微笑向妈妈传递愿意接受按摩的信息。

有时，他们会因按摩产生的舒适感而笑出声来，并会积极地配合按摩。此时按摩已不单单是为了保健，也成了母子间互动的一项游戏。

宝宝不喜欢按摩的表现

有时，妈妈们无法了解到宝宝的内心世界，不能确定他们到底是否愿意接受按摩，此时，你也可以大胆一试，宝宝如果不愿意接受你的一番好意，会做出明确的抗议，或大声哭闹或用小手和小腿抵挡你的按摩动作。

导致宝宝拒绝按摩的原因

◎**音乐声音过大**：音乐声音过大会刺激婴儿的听觉神经，使精神处于紧张状态，无法全身放松接受按摩，此时，婴儿同样会以哭闹的形式抵抗妈妈的按摩动作，影响按摩的顺利进行。

◎**婴儿完全不喜欢按摩**：许多婴儿不喜欢按摩，特别是初次接受按摩时，反应大多会非常激烈，常以哭闹、踢腿、扭动身体、握紧拳头等方式抵抗妈妈的按摩动作。遇到这种情况时，妈妈们应立刻停止手上的动作，以免善意变成恶意。当婴儿因外界环境因素不愿接受按摩时，妈妈们可以通过抚触表达自己的关爱之情，同时，重新布置按摩环境，尽量使宝宝全身放松，万事俱备后再征求宝宝的意见，得到允许后再开始按摩。

◎**按摩手法不娴熟**：按摩过程中，如果妈妈很紧张，或产生焦燥情绪，或因家庭及工作问题忧心忡忡时，都能被宝宝所感知，从而拒绝接受按摩。因为在这种情况下，妈妈无法将注意力完全集中在宝宝身上，按摩手法很可能不够连贯，让宝宝产生不适感。

温馨提示

夏天按摩的注意事项

尽可能缩小室内外的温差。电风扇或空调的风不要直接吹到宝宝身上。

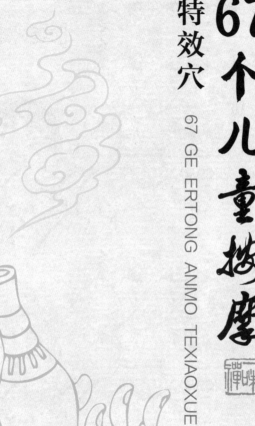

第一章

特效穴

67个儿童按摩

67 GE ERTONG ANMO TEXIAOXUE

❋ 头颈及面部特效穴位

百会　失眠躁郁揉揉它

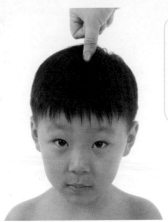

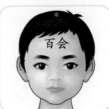

百会

定位取穴

前发际正中直上5寸，两耳尖连线与头顶正中线相交处。

按摩方法

用拇指指端螺纹面按30～50次，称按百会；或揉100～200次，称揉百会。

功效

开窍宁神，平肝息风，升阳固脱。用于治疗失眠、烦躁、惊风、眩晕、遗尿、脱肛等。

34

太阳

感冒头痛的克星

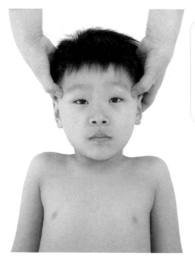

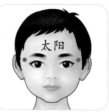

太阳

定位取穴

眉梢与目外眦之间，向后约1指宽的凹陷处，左右各一穴。

按摩方法

用拇指桡侧自前向后直推30~50次，称推太阳；或用拇指或中指端揉太阳30~50次，称揉太阳或运太阳。向眼睛方向推运为补，向耳朵方向推运为泻。外感头痛用泻法，外感表虚、内伤头痛用补法。

功效

清热解表，明目祛风。用于外感发热、头痛。

睛明

近视、斜视都找它

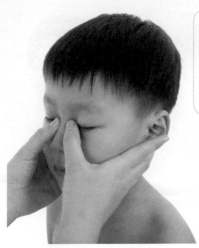

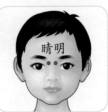

睛明

定位取穴

目内眦稍上方凹陷处，左右各一穴。

按摩方法

用拇指指端向眼睛内侧稍上方按揉穴位处10～20次，称按揉睛明。

功效

疏风止痛，明目护眼。多用于头痛、目痛、弱视、近视、斜视等。

牙关

口眼歪斜揉一揉

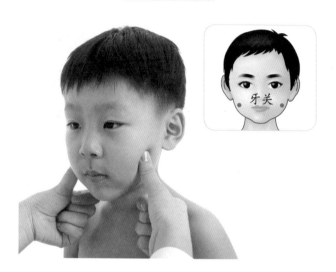

定位取穴

下颌角前上方1横指，咬肌隆起处，左右各一穴。

按摩方法

用双手拇指按5～10次，称按牙关。或用中指揉30～50次，称揉牙关。

功 效

开窍醒脑，疏风止痛。口眼歪斜多用揉牙关；牙关紧闭多用按牙关。

高骨

疏风解表治感冒

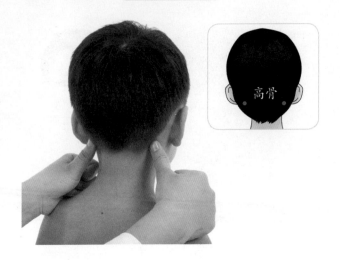

高骨

定位取穴

耳后入发际，乳突后缘高骨下凹陷中，左右各一穴。

按摩方法

用拇指或中指指端揉30~50次，称揉高骨；或用两拇指运推30~50次，称运高骨。

功 效

疏风解表，安神除烦。用于治疗感冒、头痛，多与推攒竹、推坎宫、揉太阳等合用。

天心

白天养精神，夜晚睡得香

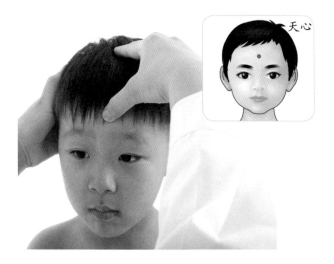

天心

定位取穴

前额正中，天庭与眉心连线中点处。

按摩方法

用拇指的指甲掐天心30次，称掐天心；或用拇指或中指的指端螺纹面揉天心30次，称揉天心。

功效

醒脑安神，明目通窍。用于头痛、鼻塞，还可用于头晕、失眠、鼻炎等。

迎 香

宝宝鼻子不再堵

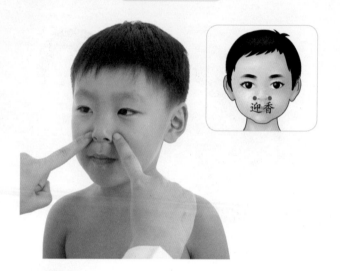

迎香

定位取穴

鼻翼外缘中点旁开0.5寸处，鼻唇沟中，左右各一穴。

按摩方法

用两手拇指、食指或中指指端按揉20～30次，称揉迎香。

功 效

通鼻窍，宣肺气，止痛解表。多用于感冒或慢性咽炎引起的鼻塞流涕、呼吸不畅，还可用于头痛、鼻出血、鼻炎等。

天柱骨

温阳散寒止呕吐

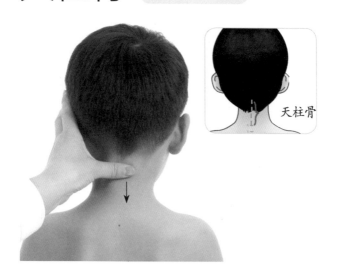

天柱骨

定位取穴

在颈后区，发际正中至大椎穴成一条直线。

按摩方法

用拇指或食指、中指自上而下直推天柱骨100～500次，称推天柱。

功效

祛风利咽，温阳散寒，降逆止呕。用于恶心、呕吐，多与横纹推向板门、揉中脘等合用；用于外感发热、颈项强痛，多与拿风池、掐揉二扇门合用。

攒竹

醒脑安神解烦躁

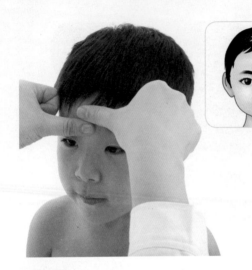

攒竹

定位取穴

眉心至前发际成一条直线。

按摩方法

用两手的拇指自上而下交替直推30~50次,称推攒竹,亦称开天门。

功效

疏风解表,醒脑安神,镇静除烦。常用于外感发热、头痛等。

爱心提醒 体质虚弱或佝偻病患儿慎用。

42

眉心

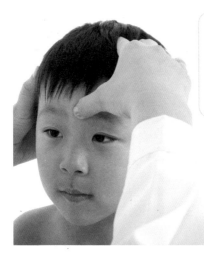
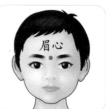

定位取穴

两眉内侧端连线的中心点处。

按摩方法

用拇指的指甲在眉心处掐3～5次，称掐眉心；或用拇指指端螺纹面揉20～30次，称揉眉心。

功效

醒脑安神，明目通窍，镇惊通络。多用于头痛、感冒、惊风。

人中 紧急情况有特效

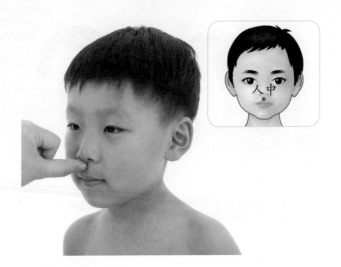

人中

定位取穴

上唇沟正中线上1/3与下2/3交界处。

按摩方法

用拇指指甲掐5～10次，或掐至醒过来为止，称掐人中。

功效

醒脑开窍。用于中暑、窒息、惊厥、抽搐等的急救。

爱心提醒 掐人中后通常要用揉法缓解疼痛。

坎宫

孩子的护眼小卫士

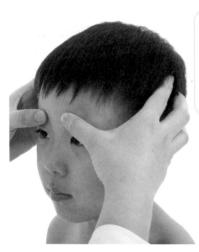

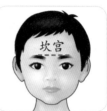

定位取穴

自眉头起经眉毛至眉梢成一横线。

按摩方法

用两手的拇指自眉心向两侧眉梢分推30～50次，称推坎宫，亦称"分头阴阳"。

功效

疏风解表，醒脑明目。用于外感发热、目赤痛、头痛等，多与推攒竹、揉太阳、揉高骨合用，被称为"治外感四大手法"。

准头

宝宝惊风掐几下

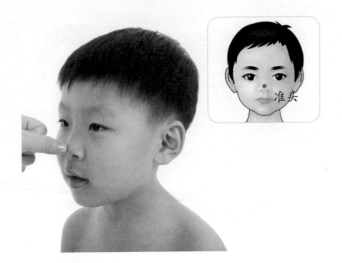

准头

定位取穴

鼻头尖端。

按摩方法

用拇指指甲掐准头3～5次，称掐准头。

功效

祛风解表。用于治疗惊风，多与掐天庭至承浆合用；用于鼻出血，多与掐上星、掐迎香合用；用于昏厥，多与按揉内关、足三里合用。

风池

发汗解表效果好

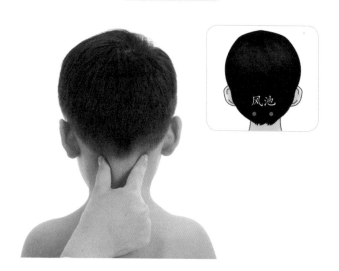

风池

定位取穴

在颈后，枕骨之下，胸锁乳突肌上端与斜方肌之间的凹陷中。

按摩方法

用拇指、食指或拇指、中指螺纹面相对用力，拿或拿揉5~10次，称拿风池或拿揉风池。

功效

祛风散寒，解表止痛。用于感冒头痛、发热，多与推攒竹、掐揉二扇门合用，还可用于落枕、背痛、目眩、近视等。

❋ 上肢部特效穴位

心 经 心静自然凉

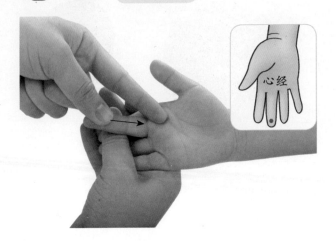

心经

定位取穴

双手中指末节螺纹面。

按摩方法

用拇指螺纹面旋推孩子中指螺纹面50~100次，称补心经。或从指端向指根方向直线推动100~300次，称为清心经。两者统称推心经。

功效

通常心经宜清不宜补，清心经可清热祛火，用于心火亢盛引起的神昏高热、目赤烦热、小便短赤、惊恐不安。

肝经

让宝宝不再心烦不安

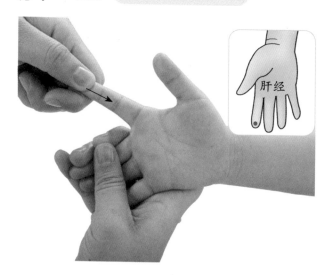

肝经

定位取穴

双手食指末节螺纹面。

按摩方法

用拇指螺纹面旋推孩子食指螺纹面50～100次，称补肝经。向指根方向直推肝经100～500次，称清肝经。两者统称为推肝经。

功效

肝经宜清不宜补。清肝经可平肝泻火、熄风镇静、解郁除烦，用于孩子烦躁不安、惊风、目赤咽干、五心烦热。

肺经 让宝宝畅快呼吸

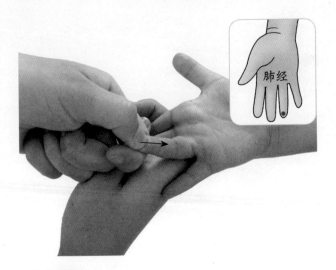

肺经

定位取穴

　　双手无名指末节螺纹面。

按摩方法

　　用拇指螺纹面旋推肺经100～500次，称补肺经。或向无名指指根方向直推肺经100～300次，称清肺经。两者统称推肺经。

功　效

　　补肺经可以补益肺气。清肺经可宣肺化痰、疏风解表、化痰止咳。

50

胃经

让宝宝胃口大开

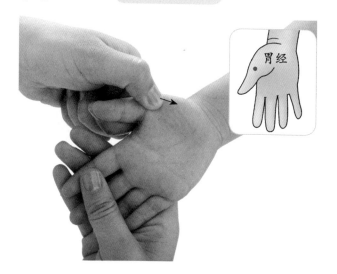

胃经

定位取穴

拇指掌面近掌端处，或大鱼际桡侧赤白肉际处。

按摩方法

以拇指指端自大鱼际桡侧从指根向掌根方向直推100～500次为补胃经。以拇指螺纹面沿孩子近掌端第一节从指间关节向指根方向直推100～500次称清胃经。两者统称为推胃经。

功效

补胃经可健脾胃、助消化，多用于食欲不振、消化不良等。清胃经可清热化湿、和胃降逆。

51

脾经

脾不薄弱，吃饭更香

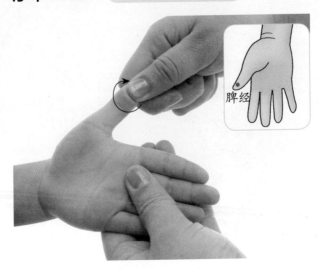

脾经

双手拇指末节的螺纹面，或拇指的桡侧缘。

按摩方法

用一只手持孩子4指以固定，另一只手用拇指螺纹面旋推脾经100～500次，称补脾经。用拇指指端由指根方向直推向拇指螺纹面，推100～300次，称清脾经。补脾经和清脾经统称为推脾经。

功效

补脾经可以健脾补气；清脾经能清热利湿、化痰止呕等。

肾经

精力充沛身体好

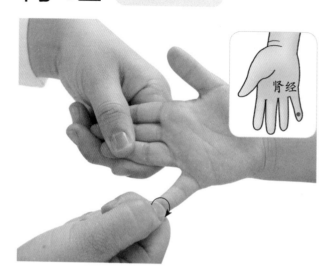

肾经

定位取穴

双手小指末节螺纹面。

按摩方法

用拇指螺纹面旋推孩子小指末节螺纹面100～600次，称补肾经。或向小指指根方向直推肾经50～100次，称清肾经。两者统称推肾经。

功效

临床上多用补法，补肾经可补益肾气、健脑温阳，多用于久病体虚、肾虚久泻、尿频、遗尿等。

大肠

便秘、腹泻全推走

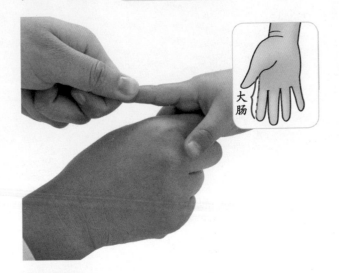

大肠

定位取穴

双手食指桡侧缘，自食指指尖至虎口成一条直线。

按摩方法

用拇指螺纹面由孩子的食指指尖直推至虎口，推100～500次，称补大肠。从虎口直推至食指指尖，推100～500次，称清大肠。两者统称推大肠。

功效

补大肠能温中止泻、涩肠固脱，用于虚寒腹泻、脱肛等。清大肠能清利脏腑、除湿导积，用于痢疾、便秘等。

小肠 小便通畅不遗尿

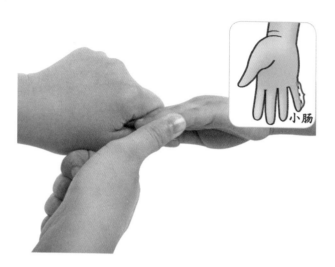

定位取穴

双手小指尺侧边缘，自指尖至指根成一条直线。

按摩方法

用拇指螺纹面从小指指尖直推至指根处，推100~500次，称补小肠。从指根直推向指尖处，推100~500次，称清小肠。两者统称推小肠。

功效

补小肠多用于虚寒多尿、遗尿。清小肠多用于小便短赤、遗尿、腹泻、尿闭等。

四横纹

脾胃调和不腹胀

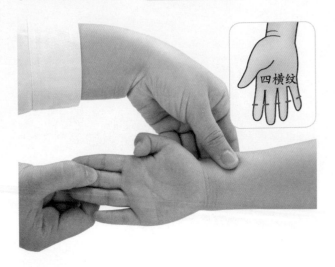

四横纹

定位取穴

双手掌面，食指、中指、无名指、小指第一指间关节横纹处。

按摩方法

用拇指指甲依次掐四横纹3~5次，称掐四横纹。或让孩子四指并拢，用拇指螺纹面依次从食指横纹推向小指横纹100~300次，称推四横纹。

功效

退热除烦，散结行气，健脾和胃，除胀导滞。多用于胸闷痰喘、疳积腹胀、气血不和、消化不良。

小天心

长于清热与安神

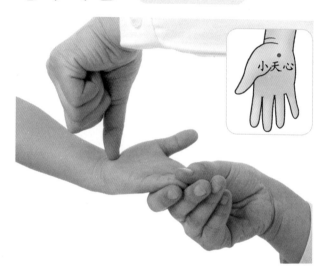

小天心

定位取穴

双手大鱼际与小鱼际交点处凹陷中。

按摩方法

用中指指端揉小天心100~150次，称揉小天心。用拇指指甲掐3~5次，称掐小天心。用中指指尖或屈曲的指间关节捣10~30次，称捣小天心。

功效

揉小天心清热镇惊、安神明目。掐、捣小天心镇惊安神，多用于惊风、抽搐等。

57

天河水

宝宝上火就找它

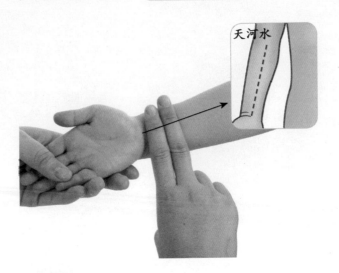

天河水

定位取穴

前臂正中，总筋至洪池（曲泽）成一条直线。

按摩方法

用一手食指、中指指面从腕推向肘，推100~500次，称清（推）天河水。

功效

清热解表，祛火清心。多用于外感风热所致的感冒发热、头痛、恶风、咽痛等。

上马

补肾滋阴，通利小便

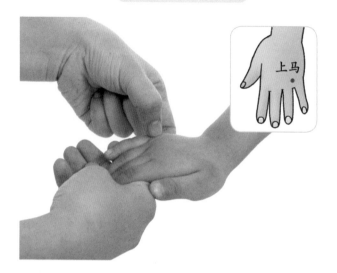

上马

定位取穴

在双手手背无名指与小指掌指关节后的凹陷中。

按摩方法

用一只手拇指指甲掐穴位3～5次，称掐上马。用拇指指端揉穴位100～500次，称揉上马。

功效

滋阴补肾，理气散结，利尿通淋。多用于阴虚阳亢、潮热烦躁、牙痛、小便赤涩淋漓等。

肾顶

调理盗汗有一套

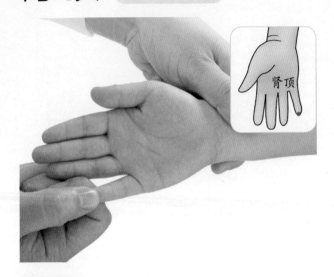

肾顶

定位取穴

双手小指指端。

按摩方法

用中指或拇指指端按揉100～500次，称揉肾顶。

功效

敛气滋阴，固表收汗。多用于自汗、盗汗或汗流不止。

爱心提醒 给宝宝按揉的时候要注意力度，以免宝宝产生不舒服的感觉。

大横纹 平衡阴阳调气血

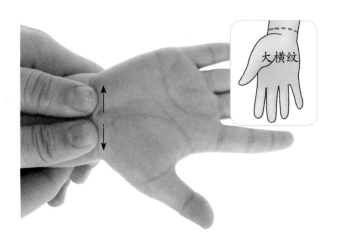

大横纹

定位取穴

双手掌面，掌后腕横纹处。近拇指端称阳池，近小指端称阴池。

按摩方法

用双手拇指自掌后横纹中点（总筋）向两旁分推大横纹30~50次，称分推大横纹，又称分阴阳。从两旁（阴池、阳池）向总筋合推大横纹30~50次，称合阴阳。

功效

消积导滞，化痰散结。多用于腹泻、呕吐等。

六腑

专攻各种实热病症

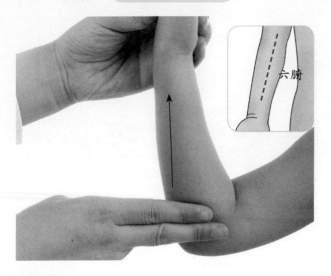

六腑

定位取穴

在前臂尺侧（掌侧面），自阴池至肘成一条直线。

按摩方法

用拇指或食指、中指指腹自肘部推向手腕，推100～500次，称退六腑或推六腑。

功效

清热凉血，消肿解毒。多用于高热、惊风、脏腑积热郁滞、腮腺炎、口疮、咽痛、便秘等实热病症。

外劳宫

感冒流涕就找它

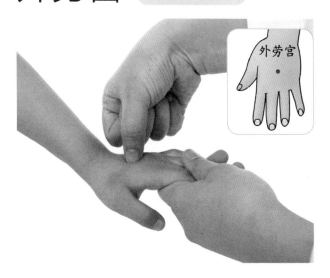

外劳宫

定位取穴

在双手背，与内劳宫相对。

按摩方法

用一手拇指或中指揉穴位100～300次，称揉外劳宫。用拇指指甲掐3～5次，称掐外劳宫。

功效

温阳散寒，发汗解表。多用于外感风寒、鼻塞流涕、脏腑积寒、腹痛、腹泻、疝气、遗尿等。

板门

宝宝脾胃不适的救星

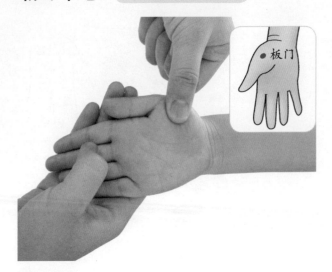

定位取穴

双手掌大鱼际平面。

按摩方法

用拇指指端揉大鱼际平面50～100次，称揉板门或运板门。用拇指螺纹面或桡侧缘自指根推向腕横纹，推100～300次，称板门推向横纹；反向推100～300次，称横纹推向板门。

功　效

揉板门多用于食欲不振、腹泻、呕吐等。板门推向横纹多用于止泻。横纹推向板门多用于止呕。

小横纹

口疮疼痛不再有

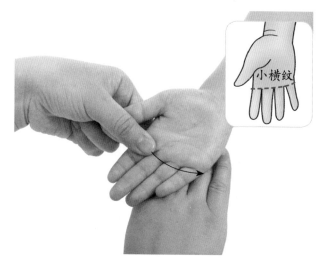

小横纹

定位取穴

双手掌面五指指根节横纹处。

按摩方法

用一只手拇指的指甲自食指横纹至小指横纹依次
掐3～5次，称掐小横纹。用一手拇指桡侧从食指横纹
处推向小指横纹处，推100～150次，称推小横纹。

功效

退热，散结，消胀。多用于脾胃热结、气盛烦
躁、口疮唇裂、腹胀和咳嗽等。

十宣

昏厥、抽搐逐个掐

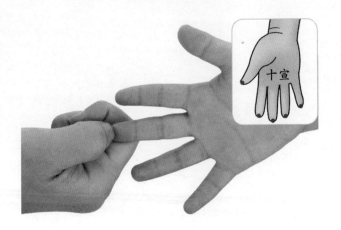

十宣

定位取穴

　　双手十指尖端，正中处，距指甲游离缘0.1寸，左右各5穴。

按摩方法

　　用拇指指甲逐一掐指端的十宣，每个手指掐3～5下，或醒后即止，称掐十宣。

功效

　　醒神开窍，清热止躁。常与掐人中合用于急救，主治惊风、抽搐、昏厥、烦躁不安、神呆等。

合谷

面口疾病它来收

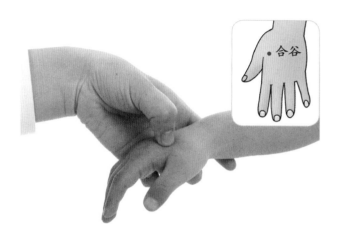

合谷

定位取穴

在手背上，第1、2掌骨之间，近第2掌骨桡侧的中点处。

按摩方法

一手持孩子手部，使其手掌桡侧在上，另一手食指、中指固定孩子腕部，用拇指指甲掐穴位处，继而揉之，如此掐揉5~20次，称为掐揉合谷。用拇指及中指螺纹面相对用力拿捏，称拿合谷。

功效

多用于外感风寒、鼻塞流涕、疝气、遗尿等。

67

内劳宫

清心、肾两经虚热

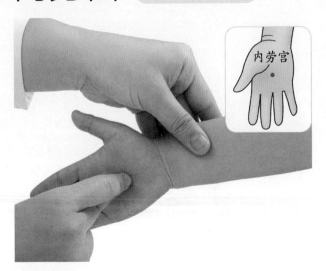

内劳宫

定位取穴

处于双手掌心中，屈指时中指与无名指指端之间的中点。

按摩方法

用拇指指端或中指指端揉内劳宫100～300次，称揉内劳宫。

功 效

清热除烦，多用于心经有热引起的口舌生疮、齿龈糜烂、发热、烦渴等。

总筋

上火牙痛求助它

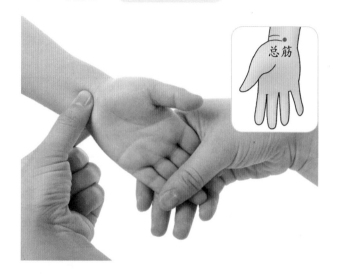

总筋

定位取穴

在双手掌后，腕横纹中点处。

按摩方法

一手拇指指端按揉穴位100～300次，称揉总筋。用拇指指甲掐穴位3～5次，称掐总筋。

功效

揉总筋可清热泻火、散结止痉、通调气机，多用于口舌生疮、牙痛、夜啼、潮热等实热证。掐总筋可镇惊止痉，多用于惊风、抽搐等。

五指节

能让宝宝更聪明

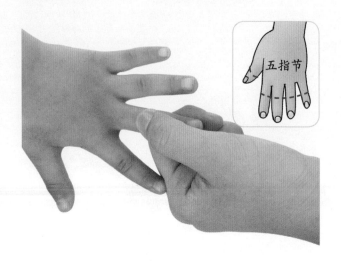

五指节

定位取穴

双手掌背五指第一指间关节。

按摩方法

用拇指指甲依次掐之，每个穴位掐3～5次，然后再依次揉30～50次，称掐揉五指节。或用拇指螺纹面揉五指节30～50次，称揉五指节。

功效

安神镇惊，通窍祛痰，促进孩子智力发育。掐五指节多用于惊风、惊吓不安等。揉五指节多用于胸闷、咳喘等。

一窝风 驱寒消积止腹痛

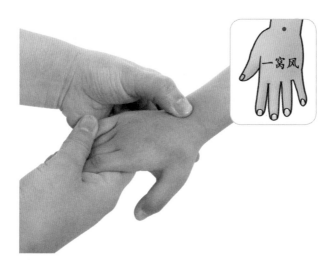

定位取穴

双手手背腕横纹正中凹陷处。

按摩方法

一手持孩子手部，另一手以中指指端或拇指指端按揉穴位处100~300次，称揉一窝风。

功 效

温中理气，止痛消积，通利关节。多用于受寒、食积引起的腹痛以及寒邪滞留经络引起的痹痛。

71

内八卦

巧运八卦理气消食

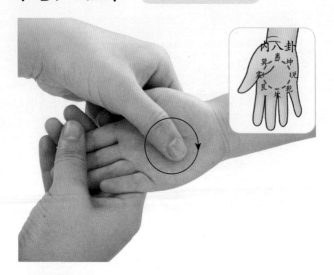

定位取穴

在双手掌面，以掌心为圆心，从圆心至中指根横纹的2/3处为半径作圆周，八卦穴即分布在此圆周上，分别为乾、坎、艮、震、巽、离、坤、兑。

按摩方法

用一手拇指螺纹面顺时针掐运穴位处100～500次，称顺运内八卦，逆时针掐运100～500次称逆运内八卦。两者统称运内八卦。

功效

止咳化痰，消食化滞。多用于咳嗽、呕吐等。

三关

行气散寒，驱逐感冒

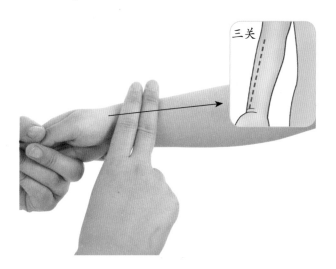

三关

定位取穴

前臂桡侧缘（靠拇指的一侧），自阳池至曲池成一条直线。

按摩方法

一手用拇指桡侧面或食指、中指指面自腕向肘推100~300次，称推三关。屈孩子拇指，自拇指外侧向肘直推100~300次，称大推三关。

功效

温阳散寒，发汗解表。用于气血虚弱、食欲不佳、腹痛、腹泻、呕吐及风寒感冒、怕冷无汗等。

73

二扇门

发汗退热效果好

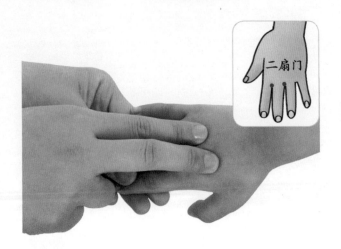

二扇门

定位取穴

在双手手背，中指与食指、中指与无名指之间的凹陷处。

按摩方法

用一手拇指指端或用食指、中指指端同时揉穴位处，称揉二扇门。或用两手固定孩子的腕部，两手拇指指端掐穴位3～5次，称掐二扇门。

功效

发汗解表，退热平喘。多用于外感风寒。

❋ 下肢部特效穴位

百虫

舒筋活络止抽搐

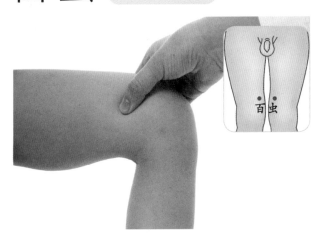

百虫

定位取穴

　　在膝上内侧肌肉丰厚处，髌骨内上缘2.5寸处。

按摩方法

　　用拇指的指端稍用力按揉穴位处10~30次，称揉按百虫。用拇指和食指、中指指端提拿穴位3~5次，称拿百虫。

功效

　　疏通经络，平肝止痛。多用于四肢抽搐、下肢瘫痪、痹痛、惊风等。

足三里

强身健体的要穴

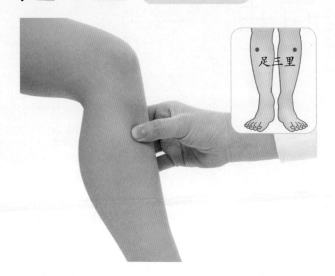

足三里

定位取穴

在小腿前外侧，膝盖外侧凹陷直下3寸，距胫骨前嵴约1横指处。

按摩方法

用拇指的指端或螺纹面稍用力按揉20～100次，称按揉足三里。

功效

健脾益胃，调中理气，通经活络，消积导滞，强身健体。多用于腹胀、腹痛、呕吐、泄泻等。

后承山

通经络，止抽搐

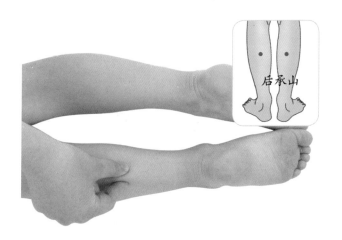

后承山

定位取穴

在小腿后侧正中，腓肠肌、肌腹交界之尖端，委中穴直下8寸，人字形凹陷处。

按摩方法

用拇指、食指指端夹持住穴位处的肌腱，稍用力提捏3～5下，称拿后承山。

功效

通经活络，止抽搐。多用于惊风、抽搐、下肢无力、腿痛、转筋等。

77

箕门

利小便，通大便

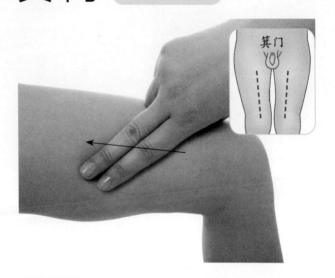

箕门

定位取穴

在大腿的内侧，膝盖上缘至腹股沟，成直线状。

按摩方法

用食指、中指的指面自膝盖内侧上缘向上直推至腹股沟处，推100～300次，称推箕门。用拇指与食指、中指相对提捏该处的肌筋3～5次，称拿箕门。

功效

利尿清热。推箕门多用于小便不利、腹泻无尿等；拿箕门多用于股内痛。

前承山

治疗下肢抽搐效果佳

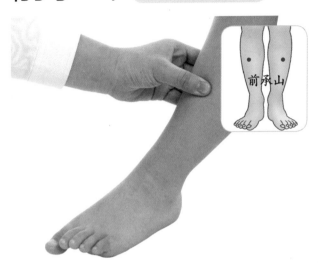

前承山

定位取穴

在小腿胫骨旁，约膝下 8 寸，与后承山相对处。

按摩方法

用拇指指甲掐穴位处3～5次，称掐前承山；或者用拇指螺纹面揉穴位处30次左右，称揉前承山。

功效

行气通络，清火息风，安神定惊。多用于惊风、下肢抽搐、肌肉萎缩等。

涌 泉

聪耳明目促发育

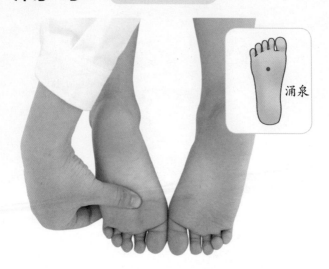

涌泉

定位取穴

在足底约当足底第2、3趾趾缝纹头端与足跟连线的前1/3与后2/3交点处。

按摩方法

用拇指螺纹面从穴位处向足趾方向直推100～400次，称推涌泉。用拇指螺纹面稍用力在穴位处揉30～50次，称揉涌泉。用拇指指甲稍用力在穴位处掐3～5次，称掐涌泉。

功效

滋阴清热，聪耳明目，止吐泻，开窍醒脑。

仆参

昏厥惊风可用它

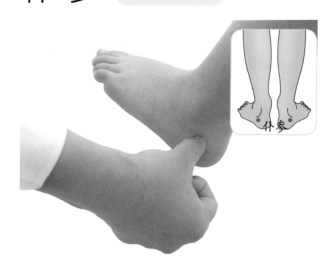

仆参

定位取穴

在足跟部，外踝后下方的凹陷处，跟骨外侧下赤白肉际凹陷中。

按摩方法

用拇指与食指、中指相对着力，稍用力在穴位上拿捏3～5次，称拿仆参。用拇指的指甲着力，稍用力在穴位上掐3～5次，称掐仆参。

功效

强筋健骨，安神定志。多用于腰痛、足跟痛、惊风等。

三阴交

调理脾胃助运化

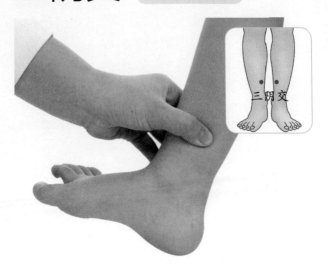

三阴交

定位取穴

在小腿内侧，内踝尖直上3寸，胫骨内侧缘后方。

按摩方法

用拇指或中指的螺纹面稍用力按揉穴位处20～50次，称按揉三阴交。用拇指螺纹面自上而下或自下而上直推100～200次，称推三阴交。

功效

通经活络，行血理气，利尿除湿，健脾养胃，助消化。多用于泌尿系统疾病，如遗尿、小便频数等。

解溪

足关节扭伤的特效穴

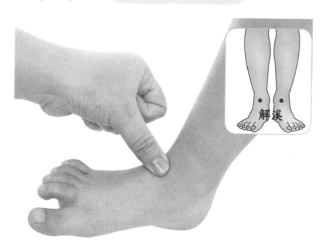

定位取穴

踝关节前横纹中点，两筋之间凹陷处。

按摩方法

用拇指指甲掐穴位3～5次，称掐解溪。用拇指的指端揉穴位50～100次，称揉解溪。

功效

舒筋活络，清胃化痰。多用于惊风、呕吐、腹泻、踝关节屈伸不利、足下垂等。

委中

有效改善惊风与脑瘫

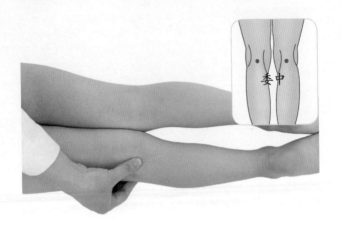

委中

定位取穴

在腘窝中，腘横纹中点凹陷处，股二头肌腱与半腱肌腱的中间。

按摩方法

用拇指、食指指端稍用力提拿勾拨穴位处5下，称拿委中。用拇指螺纹面按揉穴位50~100次，称按揉委中。

功效

通经活络，息风止痉。多用于惊风、脑瘫、抽搐、下肢无力。

84

✳ 胸腹部特效穴位

天突　调理气机止咳喘

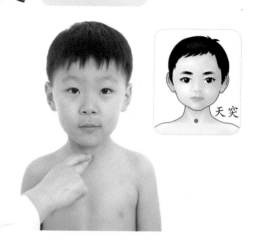

天突

定位取穴

　　在颈部前正中线上，胸骨上窝中央凹陷处。

按摩方法

　　用中指端按揉穴位处10～30次，称按天突或揉天突。用两手拇指、食指相对捏挤天突穴10～30次，至皮下瘀血呈紫红色，称挤捏天突。

功 效

　　宣通肺气，化痰平喘，降逆止呕。多用于痰喘、呕吐，或中暑引起的恶心、头晕等。

85

胁 肋　消积止痛除胸闷

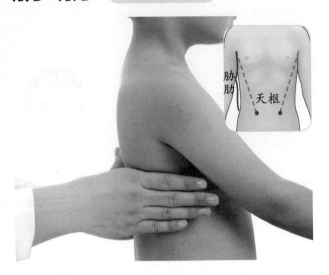

肋肋

天枢

定位取穴

从腋下沿两肋至天枢穴处。

按摩方法

孩子正坐，用两手掌从腋下搓摩至天枢穴水平处
50～100次，称搓摩胁肋。

功效

化痰理气，消积导滞，除胸闷。多用于咳嗽、气
喘、小儿食积、胸闷等。

脐

揉走腹泻、腹胀与便秘

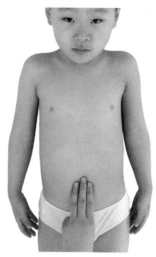

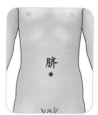

脐

定位取穴

在肚脐处。

按摩方法

让孩子放松仰卧，用指端或掌根揉100～300次，称为揉脐。或用手掌面、指腹摩肚脐100～300次，称摩脐。

功效

温中散寒，补血益气，健脾和胃，消积导滞。多用于肠鸣、呕吐、泄泻、便秘、腹痛、疳积等。

膻中

宽胸降逆止呕吐

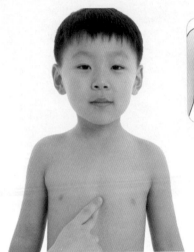

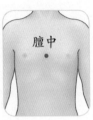

膻中

定位取穴

在胸骨正中线上，两乳头连线中点处。

按摩方法

取仰卧位，用中指指端揉穴位处50～100次，称揉膻中。用两手拇指指端从穴位处向两侧乳头分推50～100次，称分推膻中。用食指、中指自胸骨切迹向下推至剑突50～100次，称推膻中。

功效

宽胸理气，止咳化痰，降逆止呕。多用于胸闷、呕吐、咳嗽、哮喘等。

乳旁

祛痰止咳止呕吐

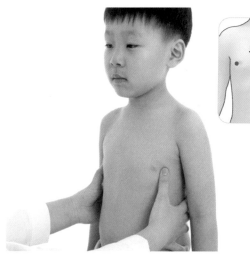
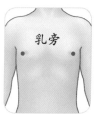

乳旁

定位取穴

乳头外侧旁开0.2寸处。

按摩方法

用两手4指扶住孩子的两肋，再用双手拇指指端揉穴位处30～50次，称揉乳旁。用双手拇指、中指拿穴位3～5下，称拿乳旁。

功 效

宽胸理气，止咳化痰，降逆止呕。多用于痰涎壅塞、胸闷、咳嗽、痰鸣、呕吐等。

天枢 提高消化功能要靠它

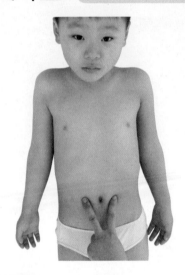

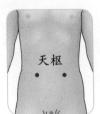

天枢

定位取穴

在腹部，脐旁开2寸处。左右各一。

按摩方法

让孩子仰卧，用食指、中指指端按揉左右穴位处50～100次，称揉天枢。

功 效

理气消滞，疏肠通便。多用于便秘、腹痛、腹泻、呕吐、食积等。

乳根

止咳化痰功效强

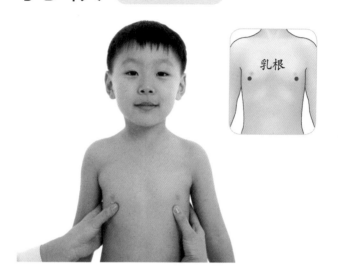

乳根

定位取穴

位处在乳房根部，胸部第五肋间隙，乳头直下0.2寸。

按摩方法

用两手4指扶住孩子的两肋，再以拇指螺纹面稍用力于穴位处揉30~50次，称揉乳根。

功效

宽胸理气，止咳化痰。多用于胸闷、咳嗽、呕吐、呃逆、痰鸣等。

腹

消食通便养脾胃

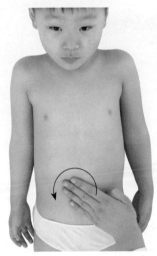

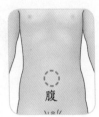

腹

定位取穴

腹部。

按摩方法

让孩子仰卧，用两手拇指指端或掌根沿肋弓角边缘或自中脘至脐部，向两边分推100～200次，称分推腹阴阳。用掌面或4指的指腹摩5分钟，称摩腹，顺时针摩为泻，逆时针摩为补，往返摩为平补平泻。

功效

健脾止泻，理气消食，和胃强身，多用于乳食停滞、胃气上逆引起的恶心，腹胀，便秘，厌食症等。

肩井

孩子感冒不烦恼

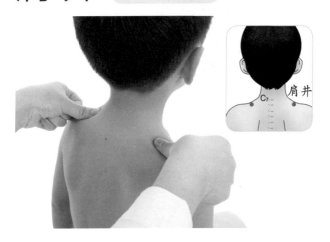

定位取穴

在肩上，第7颈椎棘突与肩峰最外侧连线中点。

按摩方法

用拇指指端稍用力按压穴位处10~30次，称按肩
井或揉肩井。

功 效

疏通气血，发汗解表，通窍行气。多用于感冒、
上肢抬举不利、肩背疼痛、颈项强直等。

肺俞

治疗外感的主力军

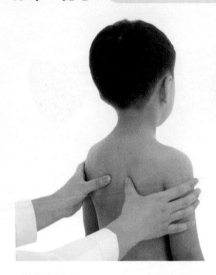

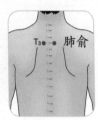

T₃● ●肺俞

定位取穴

在第3胸椎棘突下，旁开1.5寸处。左右各一穴。

按摩方法

用双手拇指指端揉50～100次，称揉肺俞。用两手拇指螺纹面同时自上而下推100～300次，称推肺俞或分推肩胛骨。

功效

调补肺气，止咳化痰。多用于外感发热、咳嗽、痰鸣等。

七节骨

便秘、久痢推一推

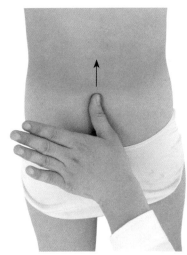

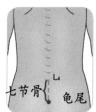

七节骨 L₄

龟尾

定位取穴

从第4腰椎至尾骨端（龟尾）成一条直线。

按摩方法

用拇指桡侧面或食指、中指螺纹面自上而下直推穴位处100～300次，称推下七节骨。若自下而上直推，则称推上七节骨。

功效

温阳泄热，止泻通便。多用于腹泻、便秘、遗尿、久痢、腹胀等。

大椎

感冒发热多揉按

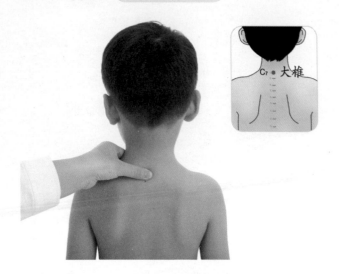

C₇ ● 大椎

定位取穴

在后正中线，第7颈椎棘突下凹陷处。

按摩方法

用拇指或中指指端按穴位处30～50次，称按大椎。用拇指或中指指端或螺纹面，或用掌根，揉穴位处50次，称揉大椎。

功效

通经活络，清热解表。多用于感冒发热、咳嗽、颈项部肌肉筋脉牵强僵硬等。

脾俞

健脾胃，促食欲

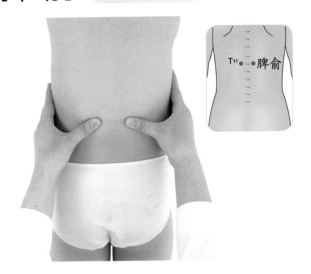

T11 ● ● 脾俞

定位取穴

第11胸椎棘突下，旁开1.5寸处。左右各一穴。

按摩方法

用双手拇指螺纹面或一手食指、中指指端揉穴位处50~100次，称揉脾俞。

功 效

健脾胃，消食积，除水湿。多用于呕吐、腹泻、食积、食欲不振，以及水肿、黄疸、慢惊风、气虚、血虚、津液不足等。

脊柱

常常捏脊，强身健体

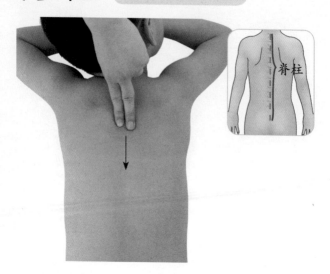

定位取穴

在后正中线上，自第1胸椎棘突下（大椎）至尾骨端（龟尾）成一条直线。

按摩方法

用食指、中指螺纹面自上而下直推穴位处100～300次，称推脊。用拇指与食指、中指相对用力，夹持住脊柱两旁的皮肤，双手一松一紧交替自尾骨端向第一胸椎处挤捏3～5遍，称捏脊。

功效

调和脏腑，清热安眠。多用于发热、腹泻等。

风门 宣肺散寒止疼痛

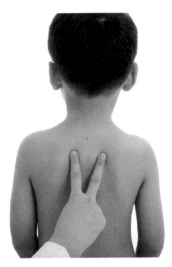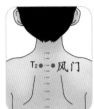

定位取穴

在第2胸椎棘突下，旁开1.5寸处。左右各一穴。

按摩方法

用拇指指端，或食指、中指的指端，在两侧风门穴上按20~50次，称按风门。用拇指面或食指、中指螺纹面在穴位上揉20~50次，称揉风门。

功效

宣肺止咳，散寒解表。多用于外感风寒、咳嗽、气喘、盗汗、腰背疼痛等。

肾俞

遗尿、水肿揉一揉

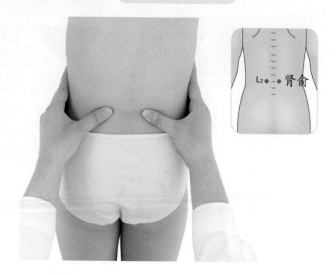

L₂ ● ● 肾俞

定位取穴

在第2腰椎棘突下，旁开1.5寸处。左右各一穴。

按摩方法

用双手拇指或食指、中指指端或螺纹面揉穴位处50～100次，称揉肾俞。

功效

补肾益气，滋阴止遗。多用于遗尿、腹泻、便秘、哮喘、下肢痿软乏力、水肿等。

100

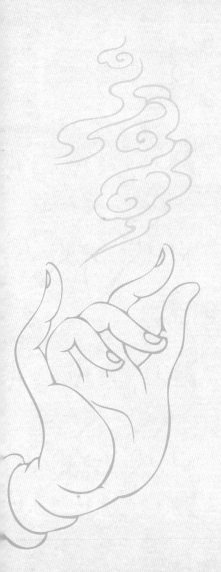

儿童常见病

的对应按摩法

ERTONG CHANGJIANBING
DE DUIYING ANMOFA

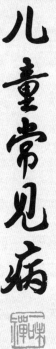

感冒

经络按摩法

增强身体抵抗力

感冒是很常见的疾病，通常情况下，孩子感冒不需要用药，只需做好护理，加强营养，注意休息，1周左右就会自愈。父母不妨尝试一下下面的按摩方法，帮助孩子减轻感冒的症状。

辨证分型	症状表现	调理原则
风寒型感冒	怕冷，发热，无汗，头痛，四肢酸痛，流清涕，打喷嚏，咳痰清稀	疏风散寒，发汗解表，宣肺通窍
风热型感冒	发热，怕风，头痛，咽痛，鼻塞，流黄涕，痰黄黏，有汗而热不退	疏风，散热，解表
夹惊型感冒	高热，惊惕尖叫，夜卧不安，磨牙，甚至惊厥或全身性、对称性阵发痉挛	镇惊息风，清热解表，安神定志
夹痰型感冒	感冒兼有咳嗽，咳声重浊，痰多，苔滑腻	滋阴清热
夹食型感冒	腹脘胀满，食欲不佳，口中发苦，口臭，呕吐，或腹痛泄泻，或大便秘结，不爱饮水	疏风解表，消积导滞，健脾和胃

对图找穴

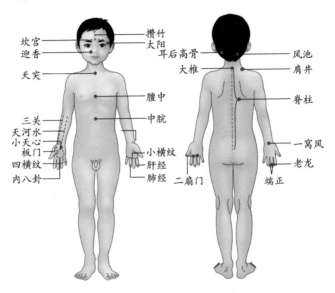

坎宫
迎香
天突
攒竹
太阳
耳后高骨
天突
膻中
中脘
三关
天河水
小天心
板门
四横纹
内八卦
小横纹
肝经
肺经
二扇门
风池
肩井
脊柱
一窝风
老龙
端正

辨证分型	基本取穴	分型取穴
风寒型感冒	天门、坎宫、太阳、耳后高骨、风池、肺经、肩井	三关、二扇门、一窝风、迎香
风热型感冒		天河水、大椎
夹惊型感冒		中脘、小天心、肝经、端正、老龙、脊柱
夹食型感冒		板门、内八卦、四横纹

感冒基本按摩法

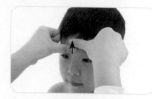

❶ **开天门48下**：用两手拇指自下而上交替直推攒竹穴。

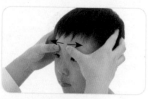

❷ **分推坎宫48下**：用双手拇指自眉心向两侧眉梢分推。

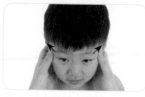

❸ **运太阳1~3分钟**：用拇指或中指指端分别向耳部方向揉运。

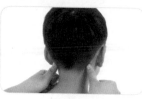

❹ **揉耳后高骨30次**：用双手拇指指端按揉。

❺ **拿风池1分钟**：用拇指、食指螺纹面相对用力拿捏。

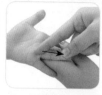

❻ **清肺经1~3分钟**：用拇指的螺纹面由指根处向指尖方向直推。

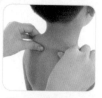

❼ **拿肩井1~3分钟**：用拇指和食指、中指交替拿捏穴位处筋肉。

风寒型感冒按摩法

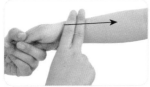

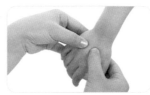

❶ 推三关1~3分钟：用食指、中指指面自腕稍用力向肘直推。

❷ 揉二扇门1~3分钟：两手拇指指端稍用力按揉，速度宜快。

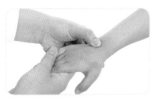

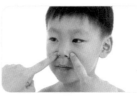

❸ 揉一窝风1~3分钟：以拇指指端按揉。

❹ 揉迎香1~3分钟：用两手食指指端按揉。

风热型感冒按摩法

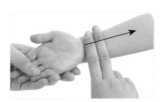

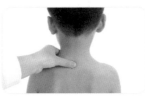

❶ 清天河水100次：用食指、中指指面从腕向肘稍用力直推。

❷ 揉大椎穴1~3分钟：用拇指或中指指端按揉。

夹惊型感冒按摩法

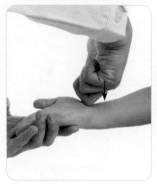

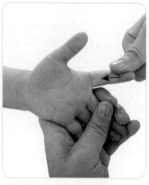

❶ **捣小天心1~3分钟**：用中指屈曲的指间关节捣。

❷ **清肝经1~3分钟**：用拇指螺纹面向孩子食指指根方向直推。

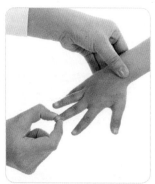

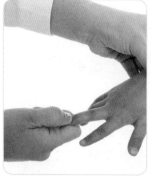

❸ **掐端正5~10次**：用拇指指甲掐中指甲根两侧赤白肉际处。

❹ **掐老龙5~10次**：用拇指指甲掐中指指甲根后0.1寸处。

夹食型感冒按摩法

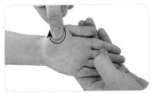

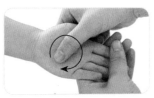

❶ **揉板门1~3分钟**：用拇指螺纹面顺时针按揉。

❷ **运内八卦2~3分钟**：用拇指螺纹面顺时针旋运。

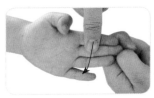

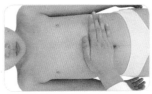

❸ **推四横纹5~10遍**：用拇指螺纹面依次从孩子食指横纹处推向小指横纹处。

❹ **揉中脘1~3分钟**：用掌根慢揉脐上4寸处的中脘穴。

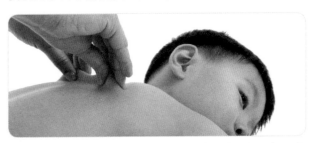

❺ **捏脊7~20遍**：用拇指与食指、中指相对用力，夹持住脊柱两旁的皮肤，双手交替自尾骨端向第1胸椎处挤捏。

发 热
经络按摩法

通过按摩来退热

发热是儿童常见的症状，当孩子发热时，父母往往特别紧张，为了使孩子能够尽快退热，可以采用一些适当的经络按摩法来退热。

辨证分型	症状表现	调理原则
风寒型发热	头痛，鼻塞，流涕，畏寒，无汗，舌质淡红，舌苔薄白	发汗解表，驱散寒邪
风热型发热	微微出汗，口干，咽痛，流黄涕，苔薄黄，食指脉络红紫	清热解表
肺胃实热型发热	高热，便秘3天以上，烦躁，面红，气促，不思饮食，舌红苔燥，指纹深紫	消食清肠，清热除烦
阴虚内热型发热	午后手足心皆热，食欲不佳，盗汗，舌红苔薄，脉细数无力，食指脉络淡紫	滋阴清热

中医批注

孩子发热后，可以尝试用按摩来缓解其症状，也可以配合其他方法来进行，如冷敷。

对图找穴

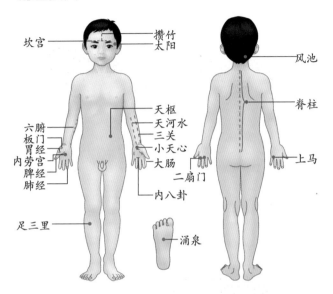

辨证分型	基本取穴	分型取穴
风寒型发热		风池、三关、二扇门
风热型发热	天门、坎宫、太阳	小天心、脊柱
肺胃实热型发热		肺经、胃经、大肠、板门、内八卦、天河水、六腑、天枢
阴虚内热型发热		脾经、肺经、上马、天河水、涌泉、足三里、内劳宫

发热基本按摩法

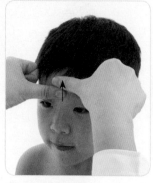

❶ **开天门30次**：用双手
拇指自下而上交替直推攒
竹穴。

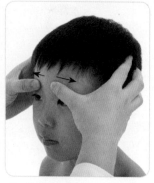

❷ **推坎宫30次**：用双手
拇指自眉心沿眉毛向两侧
眉梢分推。

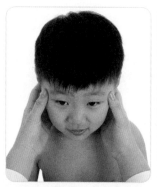

❸ **揉太阳30次**：用拇指
或中指指端揉。

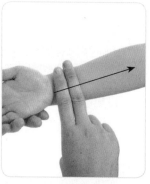

❹ **清天河水200次**：用食
指、中指指腹从腕向肘稍
用力直推。

风寒型发热按摩法

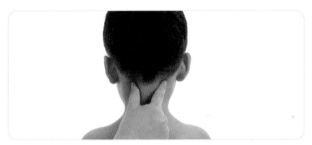

❶ **拿风池1分钟**：用拇指和食指螺纹面相对用力拿捏。

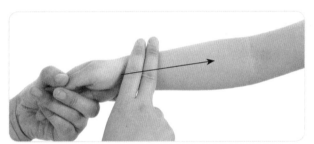

❷ **推三关200次**：用食指、中指指面自腕向肘推三关。

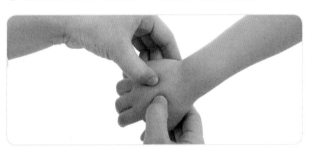

❸ **掐揉二扇门30次**：用拇指指甲掐。

风热型发热按摩法

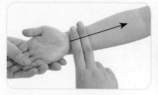 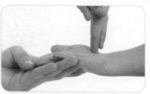

❶ **清天河水加至400次**：用食指、中指螺纹面从腕向肘直推。

❷ **揉小天心3~5分钟**：用中指指端揉。

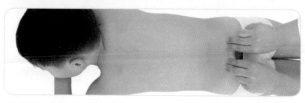

❸ **捏脊5遍**：用拇指与食指、中指相对用力，自尾骨端向第一胸椎处挤捏。

肺胃实热型发热按摩法

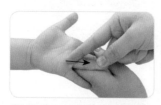 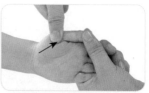

❶ **清肺经300次**：用拇指螺纹面由指根向指尖方向直推。

❷ **清胃经300次**：用拇指螺纹面向指尖方向直推胃经。

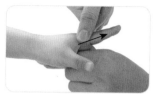 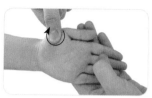

❸ **清大肠300次**：用拇指的螺纹面从虎口处向食指指尖直推。

❹ **揉板门50次**：用拇指螺纹面顺时针按揉。

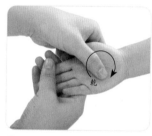 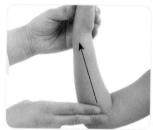

❺ **运内八卦100次**：用拇指螺纹面自乾卦向兑卦顺时针旋运。

❻ **推六腑300次**：用食指、中指指腹自肘部推向手腕。

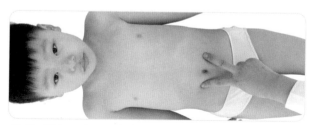

❼ **揉天枢100次**：用食指、中指指端按揉。

注：本章辨证分型按摩法都要在基本按摩法的基础上操作。

阴虚内热型发热按摩法

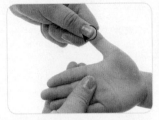

❶ **补脾经300次**：用拇指螺纹面顺时针方向旋推。

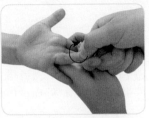

❷ **补肺经300次**：用拇指螺纹面顺时针方向旋推。

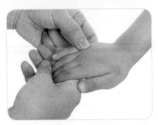

❸ **揉上马300次**：用拇指的指端相对稍用力揉动。

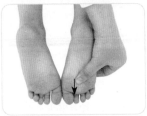

❹ **推涌泉300次**：用拇指螺纹面向足趾方向直推。

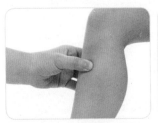

❺ **按足三里200次**：用拇指指端按揉。

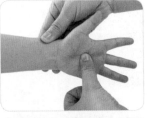

❻ **按内劳宫200次**：用拇指或中指指端揉动。

咳嗽给孩子带来很多痛苦，对父母来说孩子咳嗽也是非常令人苦恼的事。孩子的呼吸系统防御功能不健全，如果不能及时控制，会使疾病加重。

咳嗽
经络按摩法

止咳治咳好方法

辨证分型	症状表现	调理原则
风寒袭肺型咳嗽	畏寒，无汗，痰白清稀，咽痒，声重	温中行气，散寒解表
风热犯肺型咳嗽	咽痛，恶风，痰黄且黏，汗微出	宣肺止咳，祛风清热

中医批注

　　咳嗽的发生多由于呼吸道疾病引起，因此预防呼吸道疾病是防止咳嗽的关键。具体预防措施如下：

◎**室内空气要清新**：经常开窗通风，家庭成员中有感冒者可用醋熏蒸消毒，以防止传染给宝宝。

◎**加强锻炼**：每天坚持锻炼，可强健体格，增强宝宝的免疫力，提高抗病能力。

◎**切断诱因**：污染的空气和带有异味的化学烟雾，会对宝宝的肺部造成损害，还会诱发咳嗽，宝宝应避免暴露在这样的环境下。

对图找穴

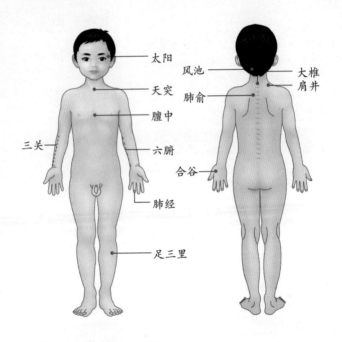

辨证分型	基本取穴	分型取穴
风寒袭肺型咳嗽	肺俞、天突、膻中、足三里	三关、风池、合谷、太阳
风热犯肺型咳嗽		肺经、六腑、大椎、肩井

咳嗽基本按摩法

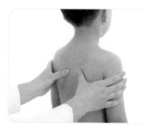

❶ **揉肺俞3~5分钟**：用双手拇指指端揉动。

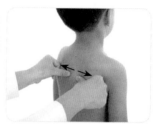

❷ **分推肺俞100次**：以拇指指腹向两侧分推。

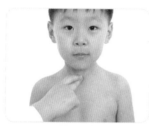

❸ **揉天突50次**：用中指的指端按揉。

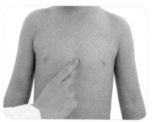

❹ **揉膻中1分钟**：用中指指端揉动。

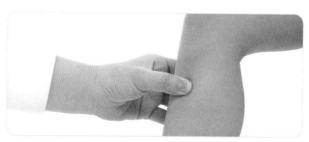

❺ **揉足三里1分钟**：用拇指的螺纹面揉动。

风寒袭肺型咳嗽按摩法

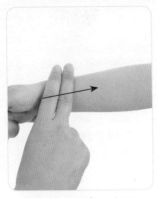

❶ 推三关300次：食指、中指指面自腕向肘直推。

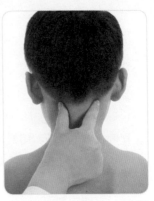

❷ 拿风池100次：用拇指、食指螺纹面拿捏。

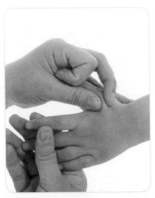

❸ 拿合谷100次：用拇指及中指螺纹面着力，相对用力拿捏。

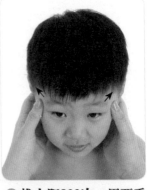

❹ 推太阳300次：用两手的拇指桡侧自前向后稍用力直推。

风热犯肺型咳嗽按摩法

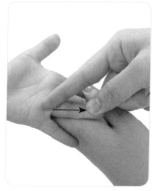

❶ **清肺经300次**：用拇指螺纹面由指根向指尖方向直推。

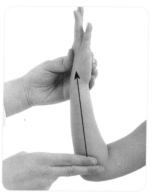

❷ **推六腑300次**：用食指、中指指面自肘部推向手腕。

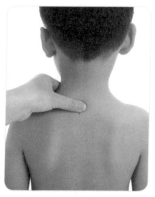

❸ **按揉大椎1分钟**：用拇指指端按揉。

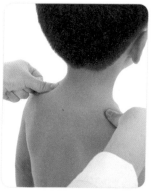

❹ **按肩井10次**：用双手的拇指稍微用力按压。

119

积食
经络按摩法

壮脏腑，消积滞

儿童积食主要有伤乳和伤食两种情况，哺乳或饮食喂养不当就会引起积食。发现孩子有积食的现象后，父母应积极进行按摩调理，以强壮孩子的脏腑功能，从而达到消积导滞的目的。

辨证分型	症状表现	调理原则
脾虚夹积型积食	食即饱胀，腹满喜按，疲倦乏力，面色萎黄，大便溏稀，呕吐酸腐乳食	健脾益气，消胀助运
乳食内积型积食	不思乳食甚至拒食，腹胀，腹痛，或伴有恶心、呕吐、烦躁不安	健脾清热，消食导滞

中医批注

◎ **应带宝宝到户外做做运动**：天气晴好的时候，带宝宝下楼，到小区或公园中散散步，做做游戏或与其他小朋友一块儿玩，这样可增加宝宝体内热量消耗，促进胃肠的蠕动。

◎ **合理用药**：能口服用药的宝宝可以吃一些助消化、养胃的药物，如小儿化食丸、小儿健脾化积口服液等。若宝宝出现呕吐、腹泻的症状时，应带他去医院就诊。

对图找穴

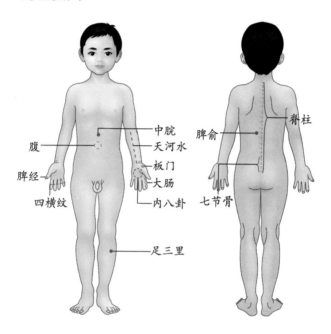

辨证分型	基本取穴	分型取穴
脾虚夹积型积食	内八卦、四横纹、大肠、板门、天河水、中脘、腹、足三里	脾经、中脘、脐、脾俞、脊柱
乳食内积型积食		脾经、下七节骨

积食基本按摩法

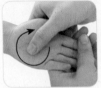

❶ **运内八卦1~3分钟**：用拇指螺纹面顺时针方向旋运。

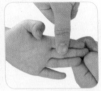

❷ **推四横纹1~3分钟**：用拇指螺纹面推四横纹。

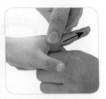

❸ **清大肠1~3分钟**：用拇指螺纹面从虎口向食指指尖直推。

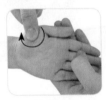

❹ **揉板门1~3分钟**：用拇指螺纹面顺时针按揉。

❺ **清天河水1~3分钟**：用食指、中指螺纹面从腕向肘直推。

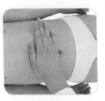

❻ **揉中脘1~3分钟**：用手掌按揉。

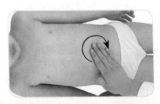

❼ **摩腹3~5分钟**：用掌面或4指的指腹顺时针摩腹。

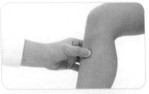

❽ **按揉足三里2分钟**：用拇指指端或螺纹面按揉。

脾虚夹积型积食

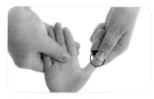

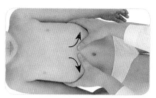

❶ **补脾经1~3分钟**：用拇指螺纹面旋推。

❷ **分推腹阴阳1~3分钟**：用两手拇指沿肋弓边缘向两边分推。

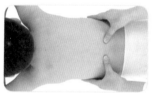

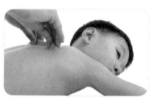

❸ **揉脾俞1~3分钟**：用双手拇指的螺纹面揉动。

❹ **捏脊7~20遍**：双手一松一紧交替自尾骨端向第一胸椎处挤捏。

乳食内积型积食

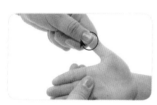

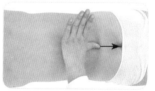

❶ **补脾经1~3分钟**：用拇指螺纹面旋推。

❷ **推下七节骨1~3分钟**：用拇指桡侧面自上而下稍用力直推。

123

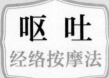

呕吐
经络按摩法

养胃补气有妙招

中医认为，呕吐是胃气上逆引起的，孩子进食过多，胃中蕴热或积寒，就会损伤胃气，影响胃的正常功能，从而引起呕吐。经络按摩法对改善小儿呕吐有良好的功效。

辨证分型	症状表现	调理原则
伤食型呕吐	呕吐频繁，呕吐物酸馊，伴有未消化的乳块或者食物残渣，口气恶臭，胸闷腹胀，厌食	和胃消食，除胀降逆
胃有积热型呕吐	食入即吐，呕吐物酸臭，身热烦渴，大便秘结，小便黄赤	清热祛火，和胃止呕
脾胃虚寒型呕吐	进食稍多即吐，时作时止，呕吐物完谷不化，无酸腐气，面色苍白，四肢不温，腹痛喜暖，大便溏薄	温阳散寒，和胃降逆

中医批注

呕吐后半小时后可以喝一些温开水。饮食需要清淡一些，不要吃生冷、油腻性食物。可以吃点土豆泥，或者可以喝一些酸奶，有益于调整胃肠功能，促进消化吸收。

对图找穴

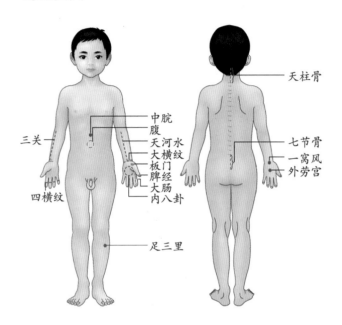

三关

四横纹

中脘
腹
天河水
大横纹
板门
脾经
大肠
内八卦

足三里

天柱骨

七节骨
一窝风
外劳宫

辨证分型	基本取穴	分型取穴
伤食型呕吐		脾经、内八卦、四横纹、中脘、脐、足三里
胃有积热型呕吐	横纹、板门、天柱骨	脾经、大肠、天河水、下七节骨
脾胃虚寒型呕吐		脾经、推三关、外劳宫、一窝风

呕吐基本按摩法

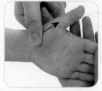 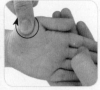 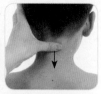

① 横纹推向板门 3~5分钟：用拇指的螺纹面自大横纹处推向指根。

② 揉板门1~3分钟：用拇指螺纹面顺时针按揉。

③ 推天柱骨1~3分钟：用拇指自上而下直推。

伤食型呕吐按摩法

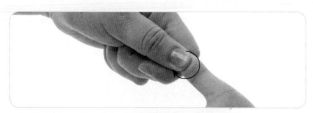

① 补脾经1~3分钟：用拇指螺纹面旋推。

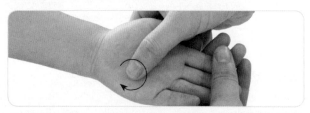

② 运内八卦1~3分钟：用拇指螺纹面自乾卦向兑卦顺时针旋运。

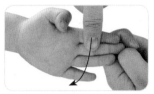

❸ **推四横纹**：用拇指螺纹面依次从孩子食指横纹处推向小指横纹处。

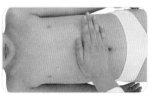

❹ **揉中脘1~3分钟**：用手掌按揉脐上4寸处的中脘穴。

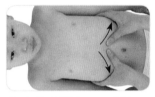

❺ **分推腹阴阳1~3分钟**：用两手拇指指端沿肋弓边缘或自中脘至脐部，向两边分推。

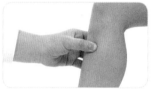

❻ **按揉足三里2分钟**：用拇指螺纹面按揉。

胃有积热型呕吐按摩法

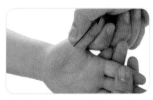

❶ **清脾经1~3分钟**：用拇指指端由指根方向直推向拇指桡侧缘。

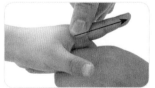

❷ **清大肠1~3分钟**：用拇指螺纹面从虎口向食指尖直推。

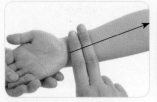

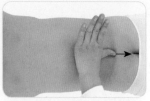

❸ **清天河水1~3分钟：** 用食指、中指螺纹面从腕向肘直推。

❹ **推下七节骨1~3分钟：** 用拇指桡侧面自上而下稍用力直推。

脾胃虚寒型呕吐按摩法

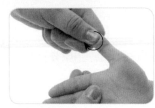

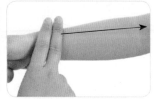

❶ **补脾经1~3分钟：** 用拇指螺纹面旋推。

❷ **推三关1~3分钟：** 用食指、中指指面自腕向肘稍用力直推。

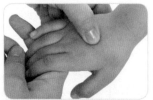

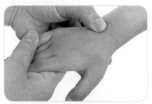

❸ **揉外劳宫1~3分钟：** 用拇指或中指按揉。

❹ **揉一窝风1~3分钟：** 以拇指指端按揉。

便秘多由不良的饮食习惯与生活习惯，如不爱吃蔬菜、水果，不爱运动等所致。若发现孩子出现便秘的现象，父母应调整孩子的饮食和生活习惯，并给孩子做改善便秘的按摩。

便秘
经络按摩法

疏通排毒通道

辨证分型	症状表现	调理原则
肠胃积热型便秘	大便干硬，腹胀腹痛，口干口臭，面赤烦热，多汗，小便短赤，舌苔黄厚	调理脾胃，消积导滞
气机郁滞型便秘	大便干结，腹胀腹痛，食量减少，肠鸣，嗳气	疏肝理气，清肝泻火
气血亏虚型便秘	大便难排出，气短乏力，面色苍白，疲倦懒言，口干心烦，潮热盗汗	益气养血，滋阴润燥

中医批注

父母要帮助宝宝增强从小养成良好排便习惯的意识。应该从婴幼儿时期就开始训练宝宝的排便习惯。3个月以上就可以训练宝宝定时排便，每天早上让其排便，即使排不出也要坚持，1个月左右大脑就形成反射，宝宝就会有便意了。

对图找穴

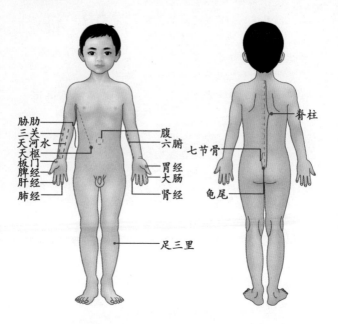

辨证分型	基本取穴	分型取穴
肠胃积热型便秘	大肠、六腑、腹、七节骨、龟尾	脾经、胃经、板门、天河水、天枢
气机郁滞型便秘		肝经、胁肋
气血亏虚型便秘		脾经、板门、肺经、肾经、三关、足三里、脊柱

130

便秘基本按摩法

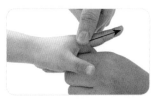

❶ **大肠1~3分钟**：用拇指螺纹面从虎口处向食指指尖处直推。

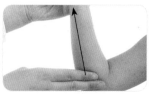

❷ **推六腑1~3分钟**：自肘部推向手腕。

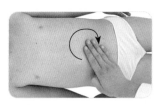

❸ **摩腹3~5分钟**：用掌面或4指的指腹顺时针轻轻摩腹。

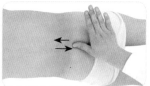

❹ **推七节骨1~3分钟**：用拇指桡侧面直推。便秘类型不同则方向不同。

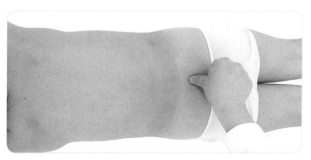

❺ **揉龟尾1~3分钟**：用拇指指端或中指的指端揉动。

肠胃积热型便秘按摩法

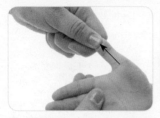

❶ **补脾经1~3分钟：**用拇指指端由指根方向直推向拇指螺纹面。

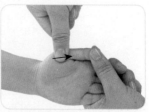

❷ **清胃经1~3分钟：**以拇指的螺纹面向拇指尖方向直推胃经。

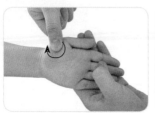

❸ **揉板门1~3分钟：**用拇指螺纹面顺时针按揉。

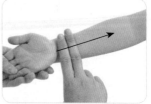

❹ **清天河水1~3分钟：**用食指、中指指面从腕向肘直推。

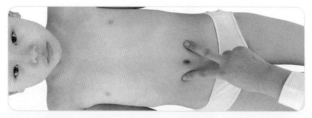

❺ **揉天枢1~3分钟：**用食指、中指的指端同时按揉。

气机郁滞型便秘按摩法

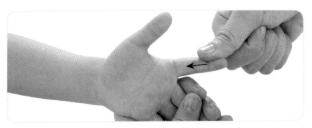

❶ **清肝经1~3分钟**：用拇指螺纹面向孩子食指指根方向直推。

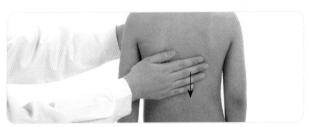

❷ **肃肺10~30遍**：双手掌一前一后挟持孩子胸背，自上而下地搓揉，速度要轻快。

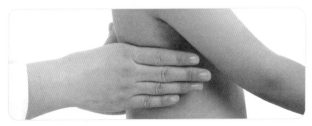

❸ **搓摩两肋10~20遍**：用两手掌从腋下搓摩至天枢穴水平处。

气血亏虚型便秘按摩法

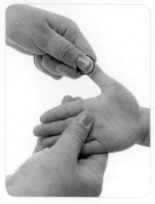

❶ **补脾经1~3分钟**：用拇指螺纹面旋推。

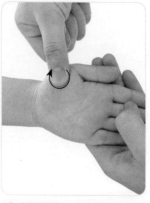

❷ **揉板门1~3分钟**：用拇指螺纹面顺时针按揉。

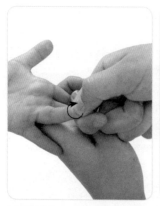

❸ **补肺经1~3分钟**：用拇指螺纹面旋推。

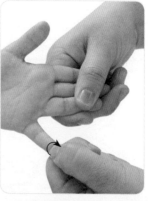

❹ **补肾经1~3分钟**：用拇指螺纹面旋推。

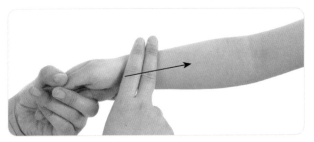

⑤ **推三关1~3分钟：** 用拇指桡侧面或食指、中指指面自腕向肘直推。

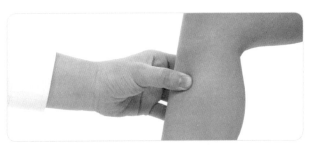

⑥ **按揉足三里2分钟：** 用拇指指端或螺纹面按揉。

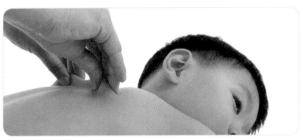

⑦ **捏脊7~20遍：** 用拇指与食指、中指相对用力，双手一松一紧交替自尾骨端向第一胸椎处挤捏。

腹泻
经络按摩法
脾胃健康身体棒

儿童脾胃不足，容易感受外邪，或内伤饮食，从而引起腹泻。治疗腹泻多以运脾化湿为基本法则。父母可以根据孩子的症状进行有针对性的按摩治疗。

辨证分型	症状表现	调理原则
伤食型腹泻	腹痛，腹胀，大便溏稀且气味酸臭，嗳气，偶有呕吐	健脾化湿，消食导滞
风寒型腹泻	大便清稀且多沫，臭味不甚，肠鸣，腹胀，腹痛，或伴流清涕	温阳散寒，化湿涩肠
湿热型腹泻	腹痛，大便水样或蛋花汤样，气味秽臭，泻下急迫，量多且次频，食欲不振，疲倦乏力，身热烦渴	清热泻火，利湿止泻
脾虚型腹泻	大便溏稀，色淡不臭，食欲不佳，面色萎黄，神倦乏力	健脾益气，温阳止泻，涩肠固脱

中医批注

腹泻时应多补充水分，应选择流质或半流质饮食，如米粥、牛奶、肉汤等。

对图找穴

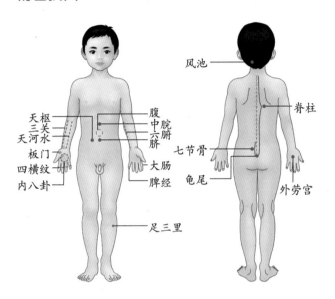

天枢
三关
天河水
板门
四横纹
内八卦

腹
中脘
六腑
脐

大肠
脾经

足三里

风池

脊柱

七节骨
龟尾

外劳宫

辨证分型	基本取穴	分型取穴
伤食型腹泻		板门、内八卦、四横纹、中脘、天枢、天河水
风寒型腹泻	脾经、大肠、腹、脐、七节骨、龟尾	外劳宫、风池
湿热型腹泻		天河水、六腑
脾虚型腹泻		三关、脊柱、足三里

腹泻基本按摩法

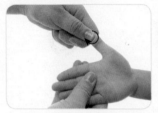

❶ **补脾经1~3分钟**：用拇指螺纹面旋推。

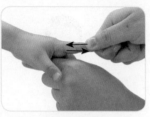

❷ **推大肠1~3分钟**：用拇指螺纹面直推。

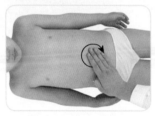

❸ **摩腹3~5分钟**：用掌面或4指的指腹顺时针轻轻摩腹。

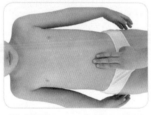

❹ **揉脐1~3分钟**：用食指、中指、无名指合并轻轻揉动。

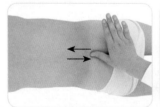

❺ **推七节骨1~3分钟**：用拇指桡侧面直推。

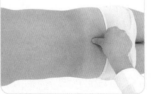

❻ **揉龟尾1~3分钟**：用拇指指端或中指指端揉动。

伤食型腹泻按摩法

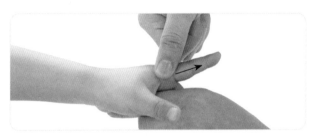

❶ **基本按摩法中推大肠用清大肠1~3分钟：**用拇指指面从虎口向食指指尖直推。

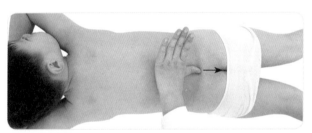

❷ **推七节骨用推下七节骨1~3分钟：**用拇指桡侧面自上而下直推。

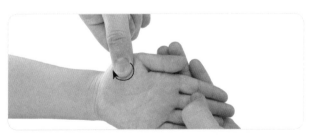

❸ **揉板门1~3分钟：**用拇指螺纹面顺时针按揉。

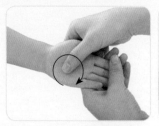 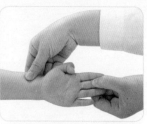

❹ **运内八卦1~3分钟：**用拇指的螺纹面自乾卦向兑卦沿顺时针方向旋运。

❺ **掐四横纹1~3分钟：**用拇指指甲依次掐四横纹。

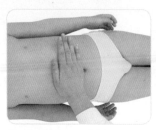 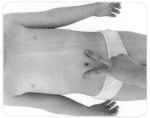

❻ **揉中脘1~3分钟：**用手掌按揉。

❼ **揉天枢1~3分钟：**用食指、中指两指的指端同时按揉。

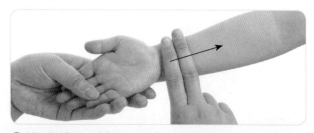

❽ **清天河水1~3分钟：**用食指、中指指面从腕向肘直推。

风寒型腹泻按摩法

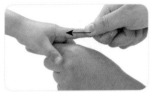

❶ 基本按摩法中推大肠用补大肠1~3分钟：由指尖推至虎口。

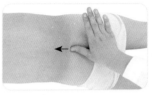

❷ 推七节骨用推上七节骨1~3分钟：自下而上稍用力直推。

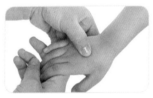

❸ 揉外劳宫1~3分钟：用拇指按揉。

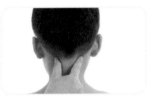

❹ 拿风池1~3分钟：用拇指与食指相对用力拿捏。

湿热型腹泻按摩法

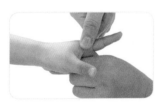

❶ 基本按摩法中推大肠用清大肠1~3分钟：从虎口推向指尖。

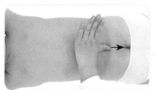

❷ 推七节骨用推下七节骨1~3分钟：自上而下稍用力直推。

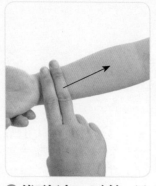 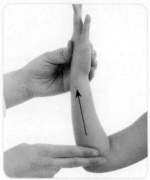

③ 清天河水1~3分钟：用
食指、中指指腹从腕向肘
直推。

④ 推六腑1~3分钟：自肘
部推向手腕。

脾虚型腹泻按摩法

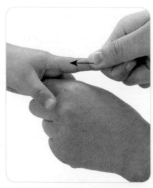 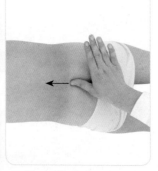

**① 基本手法中推大肠用
补大肠1~3分钟：**由指尖
推至虎口。

**② 推七节骨用推上七节
骨1~3分钟：**自下而上稍
用力直推。

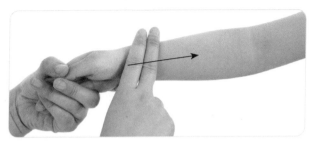

❸ **推三关1~3分钟：**自腕向肘直推。

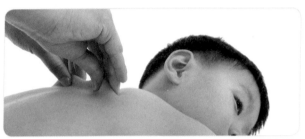

❹ **捏脊7~20遍：**用拇指与食指、中指相对用力，夹持住脊柱两旁的皮肤，双手交替自尾骨端向第一胸椎处挤捏。

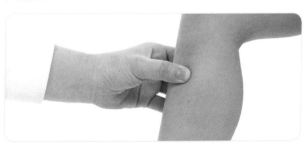

❺ **按揉足三里2分钟：**用拇指指端按揉。

遗尿

经络按摩法

治疗遗尿有妙方

3岁以上的孩子在睡眠中不自觉地排尿，即为小儿遗尿。遗尿若不及时治疗，会影响孩子的身心健康，不利于孩子生长发育，因此要及时采取治疗措施。

辨证分型		症状表现	调理原则
虚证	下元虚冷型遗尿	一夜多次遗尿，尿清长，面色苍白，四肢不温，智力较同龄者低	温阳散寒，固摄膀胱
	脾肺气虚型遗尿	白天尿频量多，晚上遗尿，易感冒，疲倦乏力，少气懒言，食欲不佳，大便溏稀	补益脾肺，培元固涩
实证	肝经湿热型遗尿	睡中遗尿，尿量少而色黄，尿味臊臭，性躁易怒，多梦	清肝利湿，固涩止遗

中医批注

小儿遗尿也可以通过饮食来缓解，推荐大云羊肉粥。

做法： 取肉苁蓉10克，煎汤去渣，取汁，加羊肉100克、粳米100克同煮作粥。放入少许盐、葱末、姜末等调味服食。

对图找穴

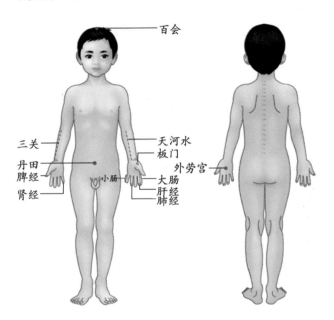

百会

三关
丹田
脾经
肾经
小肠

天河水
板门
外劳宫
大肠
肝经
肺经

辨证分型	基本取穴	分型取穴
下元虚冷型遗尿	肾经、外劳宫、丹田	三关、腰骶
脾肺气虚型遗尿		脾经、肺经、板门、百会
肝经湿热型遗尿		肝经、天河水、肾经、大肠、小肠

遗尿基本按摩法

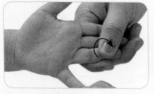 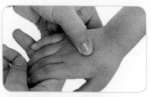

❶ **补肾经5分钟：** 用拇指 螺纹面旋推。

❷ **揉外劳宫5分钟：** 用拇 指或中指按揉。

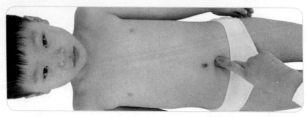

❸ **揉丹田3分钟：** 用拇指或中指指端按揉。

下元虚冷型遗尿按摩法

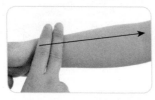 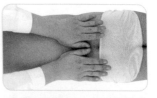

❶ **推三关1~3分钟：** 用拇 指桡侧面或食指、中指指 面自腕向肘直推。

❷ **擦腰骶部：** 双手掌分 别放在孩子腰部两侧，稍 用力从腰部往骶部作搓擦 动作，以透热为度。

脾肺气虚型遗尿按摩法

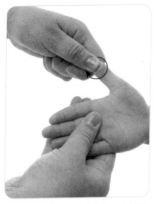

❶ 补脾经1~3分钟：用拇指螺纹面旋推。

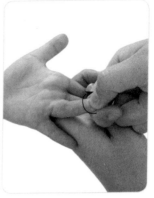

❷ 补肺经1~3分钟：用拇指螺纹面旋推。

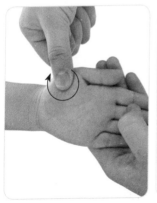

❸ 揉板门1~3分钟：用拇指螺纹面顺时针按揉。

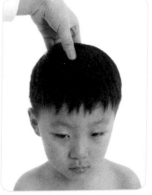

❹ 按揉百会1~3分钟：用拇指指端按揉。

肝经湿热型遗尿按摩法

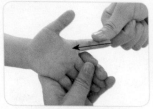

❶ **清肝经3分钟**：用拇指螺纹面向食指指根方向直推。

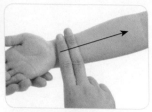

❷ **清天河水3分钟**：用食指、中指指面从腕向肘直推。

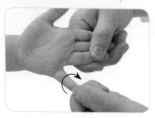

❸ **补肾经5分钟**：用拇指螺纹面旋推。

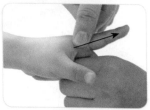

❹ **清大肠3分钟**：用拇指螺纹面从虎口向食指指尖直推。

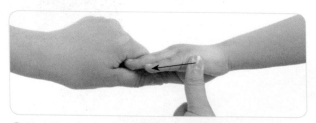

❺ **清小肠3分钟**：用拇指螺纹面从孩子指根直推向指尖处。

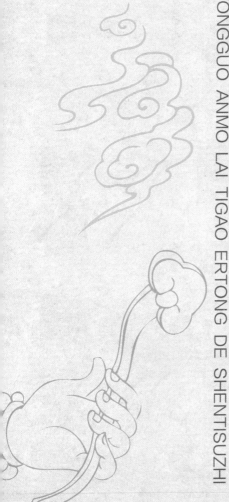

第三章

通过按摩来

提高儿童的身体素质

TONGGUO ANMO LAI TIGAO ERTONG DE SHENTISUZHI

激发抵抗力
的捏脊法

捏脊是儿童经络按摩保健常用的方法，父母经常给孩子捏脊不但可以增强脏腑功能，提高机体抵抗力，还可以促进孩子食欲，加速孩子身高增长。

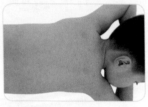

❶ 让孩子采取俯卧的姿势，背部保持平直。

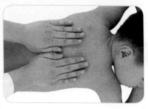

❷ 双手搓热，贴在孩子背部，把背部皮肤搓热。

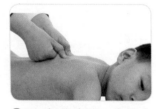

❸ 双手4指半屈，食指中节与拇指捏起脊柱旁边的皮肤。沿脊柱两侧自下而上推捏，双手交替边推捏边放。推捏至与大椎水平的位置为捏1遍。

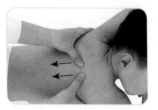

❹ 一般捏3~5遍。在捏最后一遍时，每捏3下将皮肤向上提1次，称捏三提一。最后用双手拇指自上而下揉脊柱两侧3~5遍。

现在的孩子接触电脑、电视比较多，所以近视成了非常普遍的现象。很多父母如果能够坚持在每天早、中、晚进行以下按摩，就可以有效地保护孩子的视力，预防近视。

预防近视
按摩保健法

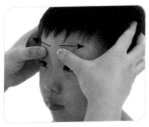

❶ **推坎宫100次**：用两手拇指自眉心向两侧眉梢稍用力分推。

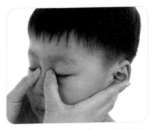

❷ **揉睛明100次**：用拇指螺纹面按内眼角稍上方凹陷处的睛明穴。

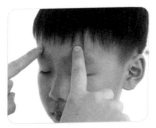

❸ **揉鱼腰1分钟**：用食指按揉瞳孔直上的鱼腰穴。

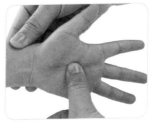

❹ **按压内劳宫100次**：用拇指指端或中指指端按压内劳宫穴。

健脾胃
按摩保健法

好身体离不开好脾胃，吃得好才能长得壮。如果孩子吃饭不香，消化不好，就容易瘦弱，发育也会受到影响。以下经络按摩法有助于调理脾胃，父母可以经常给孩子做。

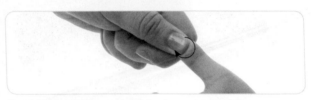

❶ **补脾经100次：**用拇指螺纹面顺指针旋推。

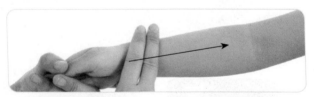

❷ **推三关100次：**用食指、中指指面自腕向肘直推三关。

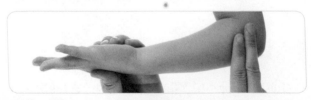

❸ **推六腑100次：**用拇指或食指、中指指腹自肘部向手腕推六腑。

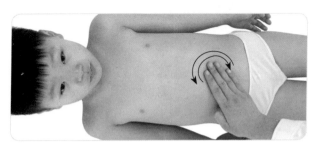

❹ **摩腹**：用食指、中指、无名指、小指4指摩腹，顺时针、逆时针各50下。

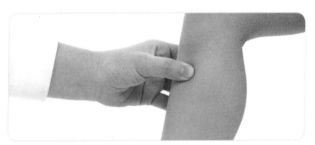

❺ **揉足三里1分钟**：用拇指指端或螺纹面揉。

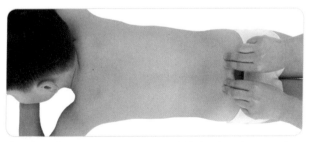

❻ **捏脊5遍**：用拇指与食指、中指相对用力，双手一松一紧交替自尾骨端向第一胸椎处挤捏。

快速止嗝
按摩保健法

打嗝又称呃逆，是气从胃中上逆，从喉中发出急而短促的声响的一种生理现象。孩子打嗝的时候，父母可以尝试以下按摩法。

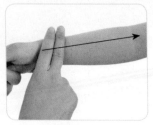

❶ 推三关300次：用拇指桡侧面或食指、中指指面自腕向肘直推。

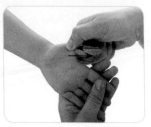

❷ 推胃经100~300次：以拇指的螺纹面直推胃经。

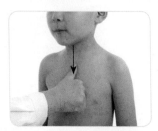

❸ 从天突推至膻中100次：用拇指桡侧缘从天突至膻中直推。

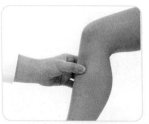

❹ 揉足三里：用拇指指端揉动。

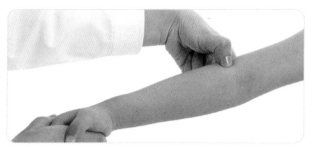

⑤ **掐揉曲池20次**：用拇指指甲掐之，继而揉之。

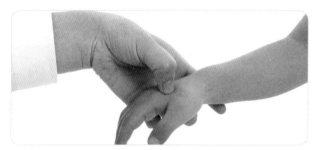

⑥ **掐揉合谷20次**：用拇指指甲掐之，继而揉之。

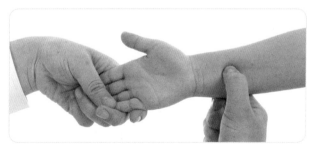

⑦ **揉内关2分钟**：用拇指螺纹面揉腕横纹上2寸桡侧屈腕肌腱与掌长肌腱之间的内关穴。

增高
按摩保健法

研究表明，后天因素也可以激发孩子长高的潜力。首先要保证充足的营养供给，再加上科学的体育锻炼，配以适当的经络按摩，长期坚持，就能充分发挥出遗传所赋予的增长潜力。

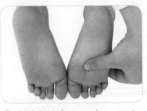

❶ **按揉涌泉100次**：用拇指螺纹面按揉涌泉穴。

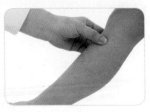

❷ **按阳陵泉50~80次**：用拇指螺纹面按压小腿外侧腓骨头前下方凹陷处的阳陵泉穴。

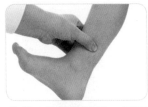

❸ **按三阴交1分钟**：用拇指或中指的螺纹面稍用力按揉三阴交穴。

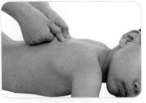

❹ **捏脊5遍**：双手食指半屈，食指中节与拇指相对着力，一松一紧交替自尾骨端向第一胸椎处挤捏。

儿童常见病

与饮食调养

ERTONG CHANGJIANBING

YU YINSHITIAOYANG

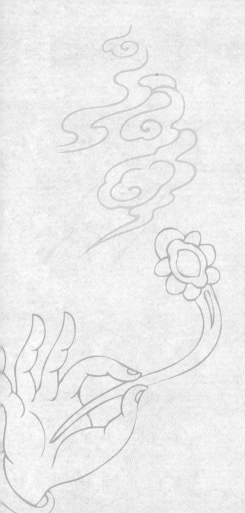

乙 脑

乙脑是流行性乙型脑炎的简称，是由乙脑病毒引起的中枢神经系统感染性疾病。乙脑多在夏、秋季节发病，其病死率和致残率很高，是威胁儿童健康的主要传染病之一。我国是乙脑高流行区，所以父母有必要了解一些乙脑防治的知识。

症状

乙脑的潜伏期一般在10～14天，起病较急，体温迅速升高至37～38℃，并伴有头痛、恶心、呕吐以及全身不适症状。随着体温的上升，宝宝会出现头痛加剧，发生抽搐，进而昏迷。严重者出现高热、意识障碍、惊厥、强直性痉挛和脑膜刺激征等。

了解病因

乙脑的感染源主要是猪、羊、马、牛、驴等动物。其中感染了乙脑病毒的猪是人感染乙脑最主要的来源。乙脑病毒的传播媒介为蚊虫，所以每年的夏、秋季节，蚊虫较多的时候是此病的高发期。

蚊虫首先叮咬了带有病毒的牲畜后再叮咬人，在吸血的过程中将它体内的病毒注入了人体，如果此时人没有注射过疫苗，或抵抗力较低，就有可能发生感染，从而导致发病。

◎夏、秋季节，如果发现宝宝高热不退、头痛、嗜睡，应想到有患乙脑的可能，应立即送医院诊治，不可大意。

◎家中的环境要保持卫生，不要让蚊蝇滋生，有些蚊蝇喜欢在盆景地、缸、罐、坛、瓶等小容器中产卵，这些容器里的水要经常更换。

护理方法

　　高热、昏迷、惊厥患者易失水，所以应注意给患病宝宝补充足够的水分，以免脱水。还应注意补充营养，以增强身体的抵抗力。昏迷不能进食的宝宝可采用鼻饲。

柠檬鲜果饮

材料 / 柠檬1/4个，橙子、橘子各1个。

调料 / 葡萄糖1小匙。

做法 /

❶柠檬和橙子去皮，切小块，一同放入榨汁机中榨成果汁。

❷橘子去皮取果肉。

❸将柠檬橙子汁、橘子果肉、葡萄糖与饮用水放入榨汁机中搅打均匀即可。

流行性腮腺炎

流行性腮腺炎俗称"痄腮"，是由于腮腺炎病毒侵入腮腺而引起的一种急性呼吸道传染病，主要发于冬、春季节。其潜伏期为14～21天，多发于婴幼儿。因此，爸爸妈妈要掌握流行性腮腺炎的基本防治方法。

症状

小儿流行性腮腺炎的主要症状为耳下肿大、疼痛。少数宝宝出现腮腺肿大的前1～2天，会有发热、头痛、呕吐、食欲不佳等症状，接着会出现腮腺肿大并疼痛的症状。肿大的腮腺以耳垂为中心，逐渐向周围扩大，边缘不清，皮肤表面也不红肿，但摸上去却有些发热，伴有疼痛和弹性感。

护理方法

◎当宝宝患腮腺炎时，应多给宝宝吃流食或半流食食物，如稀饭、水果泥、水果汁等。同时，这段时间宝宝的饮食可有意识地增加绿豆汤、白菜汤、萝卜汤等具有清热解毒作用的汤饮。

◎让宝宝多喝水，保持充足的水分，对于促进腮腺炎炎症消退也有一定作用。

◎患病期间，宝宝忌吃鱼、虾等发物；忌吃不易咬碎的食物；忌吃酸性食物。这些食物都会加重病情。

沙眼是宝宝常见的慢性传染性眼病。沙眼的病原体具有与病毒不同的分子生物学特征，称为沙眼衣原体，常见为双眼急性或亚急性发病。沙眼主要通过接触感染，所以父母要注意宝宝的清洁卫生，不要让其接触病原。

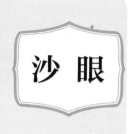

症状

宝宝表现为出现流泪、怕光，异物感、眼分泌物多而黏稠的现象。结膜充血，表面有许多隆起的乳头状增生颗粒和滤泡。1～2个月后变为慢性期，睑结膜变厚，乳头和滤泡逐渐被瘢痕组织代替。

传播途径及防治

沙眼主要通过接触感染。凡是被沙眼衣原体污染的手、毛巾、手帕、脸盆、水及其他公用物品都可以传播沙眼。宝宝沙眼大多由父母或其他成员污染所致。沙眼的预防，重要的是培养宝宝从小爱清洁、讲卫生的习惯。坚持一人一巾一帕，使用毛巾、手帕要干净。父母还应勤洗手，尽可能采用流水洗手、洗脸，不用脏手、脏衣服或不干净的手帕去擦拭宝宝眼睛等。

护理方法

不要吃辛辣的食物，应注意清淡饮食。

手足口病

手足口病是一种由柯萨奇A组病毒引起的传染病，一年四季均可发病，夏季最为多见。手足口病的主要发病者为婴幼儿。目前还没有治疗的特效药，所以父母应做好预防工作。

症状

起初宝宝会出现咳嗽、流鼻涕、烦躁、哭闹症状，多数不发热或有低热。

发病1~3天后，宝宝口腔内、口唇内侧、舌、软腭、硬腭、颊部、手足心、肘、膝、臀部和前阴等部位出现小米粒或绿豆大小、周围发红的灰白色小疱疹或红色丘疹，不痒、不痛、不结痂、不结疤，不像蚊虫咬、不像药物疹、不像口唇牙龈疱疹，也不像水痘。口腔内的疱疹破溃后即出现溃疡，使宝宝常流口水，不能吃东西。重症宝宝可伴发热、流涕、咳嗽等症状。

了解病因

很多病毒可引起手足口病，最常见的是柯萨奇病毒A16型，此外，柯萨奇病毒A的其他株或肠道病毒71型也可引起手足口病。手足口病具有流行面广、传染性强、传播途径复杂等特点。病毒可以通过唾液飞沫或带有病毒之苍蝇叮爬过的食物，经鼻腔、口腔传染给健康的宝宝，也可直接接触传染。

护理方法

◎**营养护理**。夏季患手足口病的宝宝容易因发热而脱水，所以需给患病的宝宝补充充足的水分和营养。宝宝用过的物品要彻底清洗消毒，不宜用消毒液消毒的物品可放在阳光下暴晒消毒。

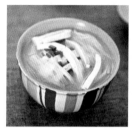

日常多给孩子喝一些清淡的汤品，可增强其抵抗力，改善病症。

◎**饮食要科学**。多吃一些营养丰富且清淡的食物，如豆腐，以增强抵抗力，忌喝生水、吃生冷油腻的食物。

蜂蜜山药粥

材料/大米100克，山药块 100克，薏米50克，红枣6个，川贝母少许。

调料/冰糖、蜂蜜各适量。

做法/

❶ 大米淘洗净，用水浸泡约30分钟，薏米淘洗净，用水浸泡3小时；红枣洗净去核；川贝母洗净。

❷ 将大米、薏米、红枣、川贝母和开水放入锅中，大火煮开，改小火煮至粥稠，再加入山药块，熬煮至熟，放入冰糖，搅拌至糖溶化，熄火晾凉后根据个人口味再浇入蜂蜜即可。

麻疹

小儿麻疹是一种由麻疹病毒引起的急性呼吸道传染病，其传染性很强。如果接触了麻疹病毒，几乎所有未接受免疫的宝宝都将患麻疹，不过，出过一次麻疹后可获得永久性免疫。

症状

初起时与感冒相似，最初两天体温会徘徊在38℃～39℃，同时伴有流鼻涕、流眼泪、咳嗽、打喷嚏、眼睛怕光等类似感冒的症状。与一般感冒不同的是，患麻疹的宝宝咳嗽频繁、两眼湿润潮红。发热2～3天以后，宝宝口腔内出现针尖大小、周围有红晕、发白的斑点，称为麻疹黏膜斑，并不断增多，这是麻疹早期的最明显特征。

再次发高热的同时全身有红色皮疹出现，持续发热3～4天后，在半日至一日内又重新发热，耳后部开始出现红色皮疹，以后逐渐扩散到颈部、躯干、四肢、手足心等部位，3～4日内遍布全身。皮疹逐渐由小块连接成片，呈斑状。在此期间高热持续不退，脸部微肿，口腔内溃烂，眼部充血并有大量分泌物，还会出现腹泻的症状。宝宝在发病后7～10日逐渐退热，身体各方面功能开始恢复，红色皮疹慢慢变成褐色，经过1个月左右彻底消失。

　　适当给宝宝多喝水或纯果汁，以利于其出汗和排尿，加快毒物排出的速度。宝宝的饮食以流质或半流质为主也可起到排汗、利尿的作用。

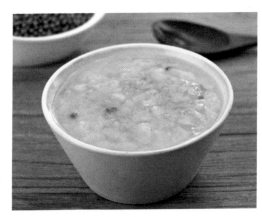

小米面绿豆粥

材料 / 小米面50克，绿豆15克。

调料 / 盐（白糖）适量。

做法 /

❶ 绿豆淘洗干净，然后放入锅中加水煮至开花。

❷ 将小米面用冷水调成糊。

❸ 慢慢加入调匀的小米面糊，边加边搅拌，搅匀以后用小火煮10~15分钟。

❹ 撒入盐或白糖调味即可。

功效 / 绿豆能利尿消肿、润喉止渴，用绿豆煮粥，对消肿下气、清热解毒有辅助作用。

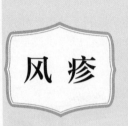

风疹又名"三日疹"，是因感染风疹病毒引起的急性出疹性疾病，以轻度发热、咳嗽、皮肤出现淡红色斑丘疹、耳后及枕部淋巴结肿大为特征。本病一年四季都可发病，多发于冬春季节，好发于1～5岁宝宝。病后可获永久性免疫。

症状

风疹潜伏期较长，一般从接触感染到病症出现为2～3周，所以常因症状轻而被忽略而延误治疗。

宝宝发病时骤然发热，体温多在38℃左右，有的宝宝体温可达39℃，同时多伴有咳嗽、流涕、打喷嚏、咽痛、头痛、眼结膜发红、食欲不振等症状。发热1～2天后即可出现皮疹，为浅红色斑丘疹，稍高于皮面，直径约2毫米左右。皮疹分布均匀，一般由面部、颈部向躯干及四肢发展，往往24小时内便会布满全身，但手掌及足距面大都无皮疹。另外，淋巴结也开始肿大，碰触颈部、耳朵下部，会感觉到有小指尖大小的疙瘩。

若是宝宝在宫内感染风疹，由于孕早期3个月是胎儿三个胚层分化、各种器官形成的时期，细胞分化受抑制，胎儿尚不具备合成干扰素的能力，因此可发生各种畸形。最常见的畸形是白内障、心血管畸形、聋哑、小头畸形等，会出现呆滞、骨骼发育障碍等症状。

了解病因

宝宝风疹大多是感染了由于喷嚏、咳嗽等飞沫传播的风疹病毒所致。

护理方法

在宝宝发热和出疹期，父母应给宝宝吃流食或半流食，如米粥、豆浆、牛奶、面条汤等；恢复期要注意加强营养，多给宝宝吃豆腐、蛋类、豆芽、鱼、瘦肉、鸡汤等食品。以促进宝宝身体的恢复；在整个病程中，应给宝宝多饮水和各种果汁，并多吃水果和蔬菜，以便补充维生素。

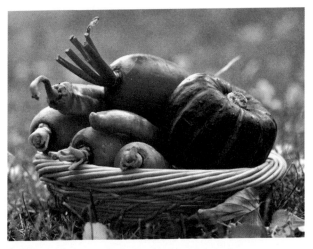

水痘

水痘在学龄前宝宝身上较多见，常以托儿所、幼儿园等暴发群体性感染的形式出现。该病为自限性疾病，病后可获得终身免疫，但有时也会在多年后感染复发而出现带状疱疹。

症状

初起时有直径为2～3厘米的红色皮疹出现在头皮、脸部、臀部、腹部等部位，半日左右可遍布全身。皮疹在数小时至半日内逐渐变成透明的水疱，多伴有37℃～38℃的发热现象。

水疱的出现部位因个体不同而有所差异，有的宝宝会出现在外阴部、口腔内、眼皮内侧等，宝宝会感觉瘙痒难耐。水疱在3～4日后逐渐变干，形成黑色的疮痂。典型的水痘患者皮肤上同时有红色皮疹、水疱、痂，1～2周内所有的水疱变成疮痂。

了解病因

水痘是由水痘-带状疱疹病毒初次感染引起的急性传染病，潜伏期约为2周，冬春两季多发。其传染力很强，通过患者的喷嚏、咳嗽的飞沫或者接触发疹者来传播。

应让患病宝宝吃一些清淡、爽口的流食，忌食温热、辛燥的食物，如姜、蒜、葱、韭菜、洋葱、芥菜、蚕豆、荔枝、桂圆等；不宜给宝宝吃温热的补品和油腻的食物。

蔗汁蜂蜜粥

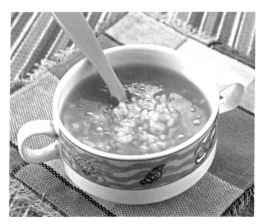

材料 / 甘蔗汁100毫升，蜂蜜50毫升，大米50克。

做法 /

① 将大米煮粥。

② 待米粥煮熟后调入甘蔗汁，再煮1～2分钟，待粥稍凉加入蜂蜜即可。

功效 / 甘蔗汁清凉，榨汁后饮用可清热解毒，此粥中加入甘蔗汁既可帮助病毒透发，亦可加快病体痊愈。同时此粥中的蜂蜜具有止痛、解毒、杀菌的作用。若未满周岁的宝宝出水痘，不要加蜂蜜。

红眼病

红眼病是指传染性结膜炎，又名"暴发火眼"，是一种急性传染性眼炎。此病全年均可发病，以春夏季节多见，传播速度极快，常在幼儿园、学校、医院、工厂等集体单位广泛传播，形成暴发性流行。

症状

红眼病患者若一侧眼发病，大多会传染给另一只眼睛，从而造成双眼先后发病。患病宝宝早期会感到双眼发烫、烧灼、畏光和出现眼红等症状；随后会感觉眼睛磨痛，眼皮红肿、眼屎多，睡醒后，眼皮常被分泌物粘住，不易睁开；有的宝宝结膜上出现小出血点或出血斑，分泌物呈黏液脓性，有时在眼结膜表面形成一层灰白色假膜，角膜边缘可有灰白色浸润点；严重的宝宝可伴有发热、头痛、耳前淋巴结肿大等症状。

了解病因

红眼病的常见致病菌为肺炎双球菌，流行性感冒杆菌、金黄色葡萄球菌和链球菌也较为常见。细菌可以通过多种媒介传播，常为眼—手—眼的传播。另外，接触过患者的毛巾、洗脸用具、电脑键盘，或者到患者接触过的泳池、浴池等地方游泳、洗浴等，都可能会感染此病。

饮食宜清淡。让宝宝多吃清淡的食物，不要吃辛辣刺激性的食物，如洋葱、韭菜、蒜、辣椒、芥末等；也不要吃腥膻发物，如黄鱼、鳝鱼、虾、蟹等，以免加重宝宝病情。

丝瓜香菇汤

材料 / 丝瓜1根，香菇100克，葱末少许。

调料 / 盐适量。

做法 /

① 丝瓜洗净，刨皮，切丝。

② 油锅烧热，爆香葱末，然后将香菇炒一下，加适量清水煮沸。

③ 放入丝瓜丝和适量盐，煮熟即可。

爱心点击

红眼病患儿不能乱用眼药膏

有些家长发现自家宝宝有红眼病的迹象，就自行买一些药膏给宝宝抹，这是错误的。眼科专家提醒，若是宝宝患了红眼病，应到医院眼科进行检查，并进行针对性治疗，不能随便乱用眼药膏，以免加重病情。

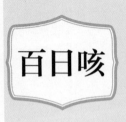

百日咳

百日咳是由百日咳杆菌引起的急性呼吸道传染病，因其病程较长，可达3个月左右，故有百日咳之称。全年均可发病，尤以冬春季多见。百日咳在中医学上又称"顿咳"，是一种常见的儿科传染病。在此病的多发季节，父母应注意做好预防工作。

症状

◎**初咳期**：发病初期症状似感冒，伴有咳嗽、打喷嚏、流鼻涕、轻微发热等症状。3～4天后，一般症状好转，但干咳的症状加重，尤其是夜里咳嗽频繁，呈夜重日轻的趋势。1～2周进入痉咳期。

◎**痉咳期**：此时咳嗽的特点是阵发性痉挛性咳嗽，表现为不咳则已，一咳便连续咳嗽数十声甚至更多，常咳至面红耳赤、涕泪交流、静脉怒张、身体缩成一团为止。咳后因喉头痉挛，发出吸气性鸡鸣样吼声。每天发作数次至数十次，进食、劳累、受寒、激动、煤烟吸入等均可诱发痉咳。一般宝宝咳嗽后能正常饮食、玩耍。痉咳好转后进入恢复期。

◎**恢复期**：从咳嗽减轻到不咳，这期间称恢复期，为2～3周的时间。进入恢复期时，宝宝的咳嗽会逐渐减轻，精神、食欲等也逐渐恢复正常。不过当遇到烟、气味的刺激后，痉咳可能会再次出现。

另外，百日咳严重者可出现各种并发症，其中肺炎为最常见，表现为发热、喘憋、鼻翼扇动、面色发青等。最严重的并发症为颅内出血及百日咳脑病。

了解病因

宝宝患百日咳主要是如下三种因素的作用：

① **传染源：**百日咳患者是本病的唯一传染源，自潜伏期末至病后6周均有传染性，发病第一周（卡他期）传染性最强。一旦在此期间接触患者，均有被感染的风险。

② **传播途径：**百日咳杆菌主要通过飞沫传播。

③ **易感人群：**普通人虽然也易感染，但婴幼儿的发病率最高。这是因为母体没有足够的保护性抗体传给胎儿，宝宝出生后，免疫力较低，所以较易发病。

护理方法

宝宝食物应富于营养和易于消化，此时宜吃胡萝卜、刀豆、冬瓜、梨、金橘、罗汉果等。并可进流质或半流质食物。还应注意吃饭时要细嚼慢咽，宝宝咳嗽发作时，先不要吃饭，待不咳后再吃。

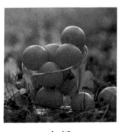

金橘

另外，百日咳患者由于痉咳严重，常常会出现呕吐等症状，因而宜少食多餐，待病情稳定后再逐渐恢复到正常饮食。

猩红热

猩红热是一种急性呼吸道传染病，常发于冬、春季节。若发现宝宝患此病，家人应带其及时就医，并在家休养，以免在幼儿园传染给其他小儿，引发集体性疾病。家人在宝宝患病期间要密切观察，当怀疑有并发症时，应立即再就医治疗。

症状

宝宝在感染后，有2~5天的潜伏期，然后出现39.5℃以上的高热，伴随头痛、咽痛、恶心、呕吐等症状。观察其舌头，会发现舌质红，舌乳头红肿如杨梅，称"杨梅舌"。发热1~2天后，特有的疹子就出现了，在耳后、颈部出现猩红色约针头大小的点状红疹，触之如粗砂纸样，或如寒冷时的鸡皮样疹子。疹子在24小时内迅速蔓延至全身。但面部皮疹较少，口周围皮肤苍白，形成环口苍白圈。在宝宝皮肤褶皱处，如腋下、腹股沟及颈部，皮疹密集，色深红，如在太阳下暴晒形成的红斑一样，并伴有瘙痒。皮疹在出疹后2天达到高峰，口腔黏膜可见黏膜疹，有充血或出血点。

了解病因

猩红热是由乙型溶血性链球菌感染引起的。

174

◎提高宝宝自身的免疫力：良好的睡眠及合理的饮食是提高宝宝免疫力的关键，此外还应注意加强身体锻炼，增强体质，以减少该病的发生。

◎远离传染源：在疾病流行期间，应少带宝宝去公共场所及人员密集的场所。

◎若宝宝接触过猩红热宝宝，应连服1周大青叶或板蓝根加以预防。

◎体质差的宝宝可酌情采用药物预防，如用苄星青霉素，可保护30天。

护理方法

　　宝宝咽痛时，饭菜以清淡、少油为宜，此时菜粥、牛奶、蛋汤是最好的选择。平时要注意多喝水，以增加排尿的次数，有利于病毒的排出。

西瓜西红柿汁

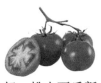

材料/ 西瓜瓤适量，西红柿半个。

做法/

❶ 西红柿用开水烫一下，撕皮，去籽；挑去西瓜瓤里的籽，备用。

❷ 将纱布或滤网清洗干净，消毒。

❸ 滤取西瓜瓤和西红柿中的汁液给宝宝喝。

细菌性痢疾

细菌性痢疾是一种急性肠道传染病，全年均可发生，但有明显的季节性。夏季高温湿热，有利于苍蝇滋生及细菌繁殖，且人们喜食生冷食物，故夏、秋季多发。细菌性痢疾以儿童发病率为最高，所以家人应做好宝宝的清洁卫生工作。

症状

细菌性痢疾的潜伏期为2～24小时，大多数为1～2天，根据病程的长短可分为急性和慢性细菌性痢疾。

急性菌痢又分为普通型和中毒型。普通型菌痢起病急，先出现高热伴寒战，随即出现腹痛、腹泻的症状。宝宝每日大便几次至十多次，初为稀便，很快转变为脓血便。宝宝大便前常会腹痛，排便后腹痛减轻，严重者可出现脱肛、大便失禁等。由于宝宝排便次数多，体内水分损失严重，常会出现少尿、口渴、精神萎靡等脱水症状。中毒型痢疾多发于体质较好的小儿，初起症状较轻，有的小儿甚至没有腹痛、腹泻的症状，但全身中毒症状严重。大多数宝宝24小时内会出现高热症状，体温高达39～41℃，还出现反复惊厥、嗜睡、昏迷、休克、心力衰竭等症状。此时应立即送往医院抢救，否则会威胁宝宝生命。

慢性菌痢病程较长，一般大于2个月，由于长时间的腹泻，宝宝可出现营养不良、贫血、佝偻病及多种维生素缺乏症。

了解病因

细菌性痢疾的发病原因是由于痢疾杆菌随污染的食物进入胃肠后，在肠道大量繁殖，释放出毒素，引起肠道的炎症病变而造成的。

护理方法

让宝宝多休息，多饮水，以补充体力和水分，可以给宝宝适量喂些温开水、糖盐水、果汁等。宝宝患细菌性痢疾后，常因肠胃功能紊乱而导致胃口不好，为了减轻肠胃的负担，应让宝宝吃一些清淡、易消化的半流质食物，如米粥、米汤、蛋汤、面条汤等。待宝宝大便次数逐渐减少后，再适量添加软饭、蛋类、肉类等饮食。

燕麦豆浆粥

材料 / 燕麦片、玉米各50克，豆浆适量。

调料 / 白糖适量。

做法 /

① 将燕麦片、玉米、豆浆倒入锅中。

② 将燕麦玉米糊置于大火上，用勺不停搅拌，煮沸后转小火煮50分钟，煮至熟，关火。

③ 最后加入白糖调味即可。

传染性肝炎

传染性肝炎是婴幼儿时期常患的一种传染病，主要由病毒引起。由于肝炎初期的有些症状与感冒相似，因此家人可能不容易辨别出来，所以应了解并掌握一些肝炎的特点及症状，以便能及时辨别，从而尽早发现、尽早治疗。

症状

常见的传染性肝炎有甲型肝炎和乙型肝炎等。

甲型肝炎的主要表现为小便呈淡豆油色或浓茶色，大便变白，关节疼痛，出现皮疹，同时伴有发热、黄疸、食欲不振、腹痛、头痛等症状，数天后出现肝脏肿大、肝功能异常等。

乙型肝炎的潜伏期可长达6个月，发病比较缓慢，不易被发现。宝宝被感染上乙肝后，主要表现为：食欲不振、疲乏无力、关节酸胀、腹胀、肝区疼痛等。

了解病因

传染性肝炎是由病毒引起的传染病。病毒主要侵犯肝脏，造成肝细胞变性、坏死。肝炎病毒有多种，其中最常见的有甲型和乙型病毒。

甲型肝炎病毒存在于宝宝的粪便中，食物、饮水等被蚊、蝇携带粪便里的病毒污染后再被人食用或饮用，就造成了传染。

乙型肝炎病毒存在于宝宝的血液中，宝宝的唾液、鼻涕等也带有病毒。含有乙型肝炎病毒的极微量血液就可造成传染。输血，注射血液制品，共用针头、牙刷、食具等都是乙型肝炎的传播途径。

护理方法

◎宝宝会有食欲不振的症状，此时父母应让宝宝多吃些水果、蔬菜，少吃含脂肪高的食物。待宝宝食欲好转后，再慢慢增加营养，添加食物种类。恢复期忌暴饮暴食，还应忌吃有损肝脏的食物。

◎急性期应注意多补充水分，如葡萄糖水，以保护肝脏和促进毒素的排泄。

爆炒三丁

材料 / 豆腐、黄瓜各200克，鸡蛋1个（取蛋黄），葱花适量。

调料 / 水淀粉、盐各适量。

做法 /

❶ 豆腐、黄瓜均洗净，切丁。

❷ 鸡蛋黄打入碗中，上笼蒸熟后，切成小丁。

❸ 锅置火上，放适量油，加入葱花爆香，再放入豆腐丁、黄瓜丁、蛋黄丁。

❹ 加适量水及盐，烧透入味，用水淀粉勾芡即成。

流行性感冒

流行性感冒简称流感，是因感染具有较强变异性的流感病毒所引起。流感通常比普通感冒要明显、严重。我国北方地区冬春季节是流感的多发季节，宝宝免疫能力差，极易成为流感侵袭的对象。宝宝的年龄越小，发病率就越高，且发病程度越重。

症状

流行性感冒的症状通常比普通感冒要明显、严重。秋冬季节是流感的多发季节，宝宝免疫能力差，极易成为流感侵袭的群体。宝宝的年龄越小，发病率越高，症状越重。

了解病因

◎**免疫力低下**。小儿容易患感冒，首先与他们机体的生理、解剖特点，免疫系统发育不成熟有关。小儿的鼻腔狭窄，黏膜柔嫩，黏膜腺分泌不足，较干燥，对外界环境适应和抵抗能力较差，容易发生炎症。

◎**喂养方式不恰当**。小儿容易患感冒，与家长喂养方式不当也有关系。由于小儿生长发育快，营养不良或不均衡，可能引起不同程度的缺铁、缺钙或维生素及蛋白质摄入不足，影响小儿机体的抵抗能力。身体缺乏维生素A，造成呼吸道上皮细胞纤毛减少、消失，腺体失去正常功能，溶菌酶和分泌的免疫抗体明显减少，屏障功能减退，会导致感染发生。而钙摄入不足可致小儿佝偻病，导致抵抗力低下，易受病毒、细菌感染。低钙可导致呼吸道上皮细胞纤毛运动减弱，使呼吸道分泌物不易排出。

◎**周围环境不适宜**。有的小儿家庭居室条件较差，阴暗潮湿；有的室内温度过高或太低；有的家庭喜欢终日将门窗紧闭，空气不流通；有的家庭成员嗜好吸烟，加上房内生火，烟尘污染严重。环境不良、空气混浊，对呼吸道危害甚大，是诱发感冒的重要原因。

◎**缺乏室外锻炼**。由于客观条件限制，或重视不够，不少小儿缺乏户外活动。如中国北方及寒冷季节时间较长的地区，小儿大部分时间呆在室内，很少有机会在户外活动；有的家长溺爱小儿，将小儿成天关在空调房间内。这些小儿一旦受点凉，就无法适应，极易发生感冒。

护理方法

让宝宝多喝一点水，充足的水分能使鼻腔的分泌物稀薄，从而容易清洁。让宝宝多吃一些含维生素C丰富的水果和果汁。尽量少吃奶制品，因为它可增加黏液的分泌。对于食欲下降的宝宝，妈妈应当准备一些易消化的色香味俱佳的食品。

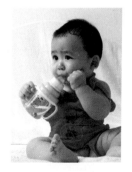

普通感冒

宝宝易患的感冒有3种，即暑热感冒、风寒感冒和风热感冒。宝宝患感冒时，要及时去看医生，积极治疗。当然，家人也有必要掌握分辨感冒类型的一些方法，这样护理宝宝才会得心应手。

症状

◎暑热感冒：宝宝的主要表现是头痛、头胀、腹痛、腹泻、口淡无味、发热。

◎风寒感冒：宝宝有鼻塞、头痛、打喷嚏、咳嗽的症状，同时伴有畏寒、低热无汗、肌肉酸痛、流清涕、吐稀薄白痰、咽喉红肿疼痛、口不渴或渴喜热饮、苔薄白等特点。

◎风热感冒：宝宝体温较高，一般为38～40℃，出汗多、口唇干红、咽干、咽痛、鼻塞有黄鼻涕、咳嗽声音重浊、痰少不易咳出、舌苔黄腻。

了解病因

① 宝宝睡觉时，遭受凉风侵袭，是造成感冒的一大原因。电风扇或空调风口直接对着宝宝吹，也是患感冒的原因。

② 饮食不科学，造成宝宝营养不良或不均衡，会直接影响宝宝机体的抵抗力，以至于经常感冒。

③ 婴幼儿感冒的另一个原因可能是受传染。宝宝的免疫功能不健全、抗病力差，如果常接触的人患了感冒，会很容易把感冒传染给宝宝。

护理方法

在炎热的夏季，宝宝如患有暑热感冒，食物应以清淡为主，切忌过于油腻。家长可以给宝宝制作一些具有清凉去热功效的果汁饮用，如西瓜汁、葡萄汁等，也可以给宝宝喝些绿豆汤。秋冬季节是风寒感冒的多发期，家长要尽量通过饮食调节为宝宝补充各种维生素，提高宝宝的免疫力，增强抗病能力。建议给患病宝宝吃一些诸如动物肝脏、水果、海产品等的食物。患有风热感冒的宝宝一般发热较重，容易口渴，也爱出汗，因此家长还要及时为宝宝补充水分，以防汗液蒸发过多地带走宝宝体内水分。

香菇蒸冬瓜

材料 / 冬瓜500克，香菇20克，海米、猪肉末各10克。

调料 / 香油、淀粉、盐各适量。

做法 /

❶ 海米用温开水发好，备用。

❷ 香菇洗干净，切成细丁，与猪肉末、香油、淀粉、盐搅拌均匀，备用。

❸ 冬瓜洗净，切顶去瓤，将海米、香菇丁、猪肉末

倒入瓜内。

❹ 将瓜顶复盖，蒸15分钟，蒸熟后放置片刻即可食用。

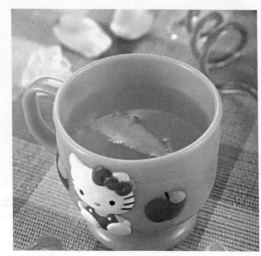

雪梨百合冰糖饮

🍴 **材料** / 雪梨片100克，鲜百合5片。

🍴 **调料** / 冰糖适量。

✓ **做法** /

❶ 百合洗净，撕成小片。

❷ 将百合片与雪梨皮一起放入锅中，加适量水，以大火烧开，再转小火煮15分钟左右。

❸ 放入冰糖和雪梨片，以中火煮至冰糖完全融化。

❹ 捞出百合片和雪梨片，汤水晾温后喂给宝宝喝。对于大一点的宝宝，可以把百合和雪梨捣成糊，和汤水一起服用。

宝宝支气管黏膜娇嫩，抵抗病毒感染能力差，很容易发生炎症，引发咳嗽。咳嗽是一种自我保护现象，同时也预示着宝宝身体的某个部位出了问题，提醒父母要注意宝宝的身体健康了。

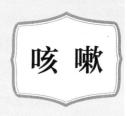

了解病因

① **感染**：咳嗽的形成和发作与呼吸道反复感染有关。在咳嗽患者中，可存在细菌、病毒、支原体等的特异性IgE，如果吸入相应的抗原会激发咳嗽。

② **吸入物**：吸入物也会引起阵发性咳嗽。吸入物有特异性和非特异性两种，特异性吸入物如尘螨、动物毛屑、花粉、真菌等；非特异性吸入物如二氧化硫、硫酸、氯氨等。

③ **食物**：饮食与咳嗽也有关系，由于饮食关系而引起咳嗽发作的现象在咳嗽患者中可常见。婴幼儿容易对食物产生过敏反应，从而引起咳嗽，这些食物包括虾蟹、鱼类、蛋类、牛奶等。

④ **气候**：气候骤变时，气压、温度和空气中的离子会发生改变，从而诱发咳嗽。

⑤ **精神因素**：情绪激动、紧张不安、烦躁发怒也会引起咳嗽，医学专家认为这是由于大脑皮质和迷走神经反射或过度换气所致。

清淡饮食，少吃寒凉、肥腻之物及甜食等，患病期间应特别注意尽量避免食用鱼虾等食物。

爱心点击

不同原因引起的咳嗽表现特征

◎**普通感冒引起的宝宝咳嗽**：多为一声声地间断性咳嗽，咽喉瘙痒，且无痰。

◎**流行性感冒引起的宝宝咳嗽**：宝宝喉部发出略显嘶哑的咳嗽，并呈逐渐加重的趋势。痰由少至多。

◎**咽喉炎症引起的宝宝咳嗽**：咳嗽时发出"空、空"的声音，声音嘶哑，有脓痰，咳出的少，多数被咽下。

◎**过敏性咳嗽**：宝宝持续或反复发作性的剧烈咳嗽，多呈阵发性发作，活动或哭闹时咳嗽加重，夜间咳嗽比白天严重。

◎**气管炎引起的宝宝咳嗽**：宝宝早期表现为轻度干咳，后转为湿性咳嗽，喉咙里有痰声或咳出黄色脓痰。

蒸大蒜水

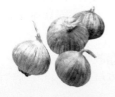

材料 / 大蒜2～3瓣。

调料 / 冰糖1粒。

✓做法 /

❶ 蒜瓣洗净，拍碎，放入碗中。

❷ 加入半碗水，放入冰糖，碗加盖，放入锅中隔水蒸15分钟左右。

❸ 一次小半碗喂宝宝，一天2～3次。

冰糖川贝母雪梨汤

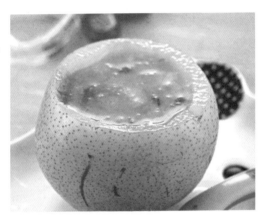

材料 / 雪梨（或水晶梨）1个，川贝母粉2克。

调料 / 冰糖1粒。

✓做法 /

❶ 雪梨洗净，靠柄修掉柄帽，挖去核，放入冰糖、川贝母粉。

❷ 将雪梨壳放入碗里，上笼屉隔水蒸30分钟左右即可。

❸ 熟后分2次给宝宝吃，喝水吃梨。

功效 / 梨性寒、味甘，可以祛痰止咳；川贝母也有清肺、润燥、止咳的作用。

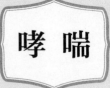

哮 喘

婴幼儿哮喘是指过敏体质的宝宝的支气管对某些外来物质产生高度敏感反应，使支气管痉挛、支气管内分泌物增多，从而引起咳嗽、气喘、多痰等一系列临床症状。哮喘是一种慢性疾病，需要家人做好宝宝的日常预防及护理工作。

症状

哮喘的早期症状类似感冒等上呼吸道感染，如鼻咽部发痒、打喷嚏、咳嗽等，多在晚上与清晨发作。随着病情的发展，开始出现胸闷、喘息、呼吸困难、口唇青紫、无法平卧等一系列较为典型的症状。

了解病因

哮喘经常由外来因素作用于内在因素而发病，该病的外来因素有花粉、灰尘、鱼虾、药物、寄生虫及发霉的玩具等，内在因素是宝宝的过敏体质。当饮食不当、环境污染等外来因素侵害有过敏体质的宝宝时，很容易引起哮喘的发作。

护理方法

◎注意给宝宝补充足够的水分，以利于痰液的咳出。
◎宝宝患病期间饮食宜清淡，不要吃油腻、过咸的食物，应忌食冷、酸、辣食物，花生、瓜子、巧克力等含油脂较多且容易生痰的食品也应少吃。

按摩疗法

① **按揉膻中穴**：按摩者用拇指指腹上下推擦膻中穴，持续2分钟，后轻轻按揉2分钟。

② **推膀胱经**：让小儿俯卧，按摩者双手搓热，用大鱼际沿经脉循行线由上向下推2分钟，再换拇指腹依次点按小儿的肺俞、脾俞、三焦俞、肾俞、大肠俞等穴位，并持续1分钟。

③ **拍刷肺经**：小儿仰卧，按摩者将食指、中指并拢，沿肺经由上到下轻拍5遍，也可改用毛刷轻刷小儿，注意在按摩之前最好给小儿擦些爽身粉。

葱香胡萝卜粥

材料 / 大米100克，胡萝卜30克，葱末适量。

调料 / 盐少许。

做法 /

❶ 大米淘洗干净；胡萝卜洗净，切丁。

❷ 锅置火上，加入适量油，烧热后放入葱末、胡萝卜丁翻炒一下，盛出。

❸ 锅中加清水煮沸后放入大米，再次煮沸后转小火，煮至米软，放入葱末、胡萝卜丁，搅匀，加盐慢煮至粥熟烂即可。

急性支气管炎

急性支气管炎是宝宝在婴幼儿时期常见的一种呼吸道疾病，如果治疗不及时或不彻底，会诱发支气管肺炎、支气管扩张、肺气肿、肺心病等，所以爸爸妈妈应细心看护宝宝，以防并发症的发生。

症状

◎急性支气管炎起病急，一般有全身症状，如发热在38℃~39℃，有时可达到40℃，可伴有怕冷、全身酸痛、头痛、鼻塞不通、流涕、打喷嚏等症状。

◎咳嗽为急性支气管炎的主要症状，起初较轻，多为刺激性干咳，1~2天后咳嗽有痰，痰黏稠且不易咳出。咳嗽一般持续7~10天，有时迁延半个月左右，或反复发作。

◎有些宝宝会伴有呕吐、腹痛、腹泻等消化道症状，稍大一些的宝宝还会诉说头痛等。

了解病因

细菌或病毒侵入到宝宝鼻子或咽喉会引起感冒，而如果进一步侵入到深处的支气管就会引起支气管黏膜炎症的发生，诱发急性支气管炎。引起急性支气管炎的病毒有很多种，如副流感病毒、呼吸道合胞病毒等。另外，引起冬季感冒的病毒很容易附着在支气管黏膜上，因此冬季是宝宝患急性支气管炎的高峰期。

护理方法

◎水是痰液最好的稀释剂，宝宝患有急性支气管炎时应多饮水，如有发热现象，更应增加每天的饮水量，以防出现脱水症状。

◎宝宝的日常饮食应以清淡、易消化、富有营养为宜。忌暴饮暴食，忌吃生冷、油腻、辛辣食物。

莲子百合粥

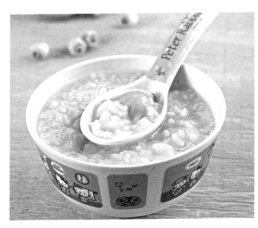

材料 / 去皮莲子30克，百合15克，大米60克。

调料 / 冰糖末30克。

做法 /

① 莲子去心，洗净，备用。

② 将莲子与大米一同放入锅内，加入适量清水同煮至熟，放入百合、冰糖末，煮至酥软即可。

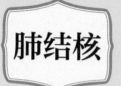

肺结核

以前由于医疗水平有限，肺结核常常会使人致命，目前肺结核虽然已不是致命的疾病，但宝宝一旦得了肺核病，对健康的危害非常大。所以家人应做好宝宝的日常保健工作，以预防肺结核的发生。

症状

婴幼儿肺结核起病急，可能会出现突然高热的症状，持续2~3周后转为较长时间的低热（38℃左右），同时伴有结核中毒症状。

宝宝还会出现干咳、夜间盗汗、食欲不振、消瘦、乏力、轻度呼吸困难等症状。少数宝宝出现皮肤结节性红斑及疱疹性结膜炎，检查可发现颈部、腋下及腹股沟等处淋巴结轻度肿大。

了解病因

肺结核是由结核杆菌引起的疾病。患有肺结核的患者咳嗽时喷出的飞沫带有结核杆菌，或吐出的带菌痰液经干燥后飞扬在空气中。易感宝宝呼吸时将带菌的飞沫或尘埃吸入肺内，便感染了结核杆菌，发生肺结核。

护理方法

宝宝的饮食要选用高热量、高蛋白质和维生素的食品，如瘦肉、鸡蛋、豆腐、鱼、鸡、各种青菜和水果等。主食可吃米饭、米粥、面条、饺子等。家人要了解宝宝的饮食习惯，做适合口味的饭菜，以保证足够热量。

黑芝麻大米粥

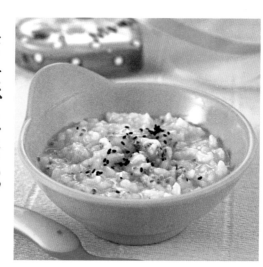

材料 / 黑芝麻10克，大米30克。

调料 / 蜂蜜少许。

做法 /

❶ 黑芝麻炒熟，备用。

❷ 大米用开水泡软，用搅拌机打成细末，再加入适量开水煮至米酥汤稠。

❸ 在粥中加入黑芝麻粉，继续煮片刻，加蜂蜜拌匀后即可喂食。

急性喉炎

宝宝患急性喉炎后，会使原本狭窄的喉腔更为狭小，甚至完全消失，进而引起宝宝窒息死亡。因此急性喉炎在儿科医生心里被列为危险的急症之一，新手爸妈若发现宝宝出现急性喉炎的症状应及时就医。

症状

患病初期有轻微的感冒症状，可不伴有发热，或仅轻微发热。宝宝咳嗽特别厉害且很有特点，表现为声音嘶哑、犬吠样咳嗽和吸气性呼吸困难。其咳嗽特点是发出"哐哐哐"的声音。夜里病情会进一步加重，喉头出现水肿，伴有烦躁不安、发热、口周发青、出汗和呼吸困难等症状。喉部水肿较重时，还可出现喉痉挛并发喉梗阻。

了解病因

宝宝患急性喉炎有感染因素及自身因素两个方面。

① **感染因素：**大多由上呼吸道感染引起，通常由病毒和细菌共同感染所致。常见的病原体有副流感病毒、腺病毒、金黄色葡萄球菌、肺炎链球菌、溶血性链球菌等。

② **自身因素：**婴幼儿自身喉腔狭小，黏膜下组织松弛，软骨软弱，黏膜内有较多的血管及淋巴管，一旦

发炎就容易引起喉头水肿。宝宝咳嗽反射较弱，夜间入睡后喉部肌肉松弛，分泌物容易在喉部停留，刺激喉部而发生喉鸣。

护理方法

宝宝饮食宜清炎、易消化，可让宝宝多喝温开水，多吃些慈菇、荸荠、海带、海蜇等食物，因为这些食物可减轻咽部的水肿。不要让宝宝吃辛辣刺激性的食物，以免使病情加重。

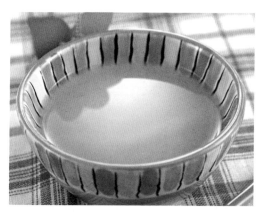

白萝卜梨汁

材料／白萝卜、梨各半个。

做法／

❶ 白萝卜洗净，切成细丝。

❷ 梨洗净，切成薄片。

❸ 锅置火上，加适量清水，放入白萝卜丝用小火炖10分钟，加入梨片再煮5分钟，即可给宝宝食用。

扁桃体炎

扁桃体表面是由一层充满褶皱的黏膜组成的沟，有防止病毒和细菌从口鼻深入身体的作用。扁桃体在机体抵抗力低时会感染细菌或病毒，引起炎症，进而使宝宝出现发热、咳嗽等病症。扁桃体炎是婴幼儿时期的多发病，如治疗不及时或不彻底常会反复发作。

症状

扁桃体炎有急性和慢性之分，其症状表现也不同。

◎**急性扁桃体炎**：症状较明显，起病急，宝宝有低热或高热，咽痛，伴有恶寒、乏力、头痛、全身痛、食欲不振、恶心和呕吐等症状。扁桃体部位有明显的充血和肿大，小窝口处有黄白色脓点状的渗出物，黏膜处也可见黄白色的脓状隆起。家人在辨别症状时不能只凭全身症状，而应检查宝宝的咽部，若有明显充血和肿大，就可做出正确判断。

◎**慢性扁桃体炎**：多无明显自觉症状，偶尔表现为咽干、发痒、有异物感等，常反复发作，可能会有急性发病史。颈部下的淋巴结会经常性肿大，可以摸到球结状的硬块，肿胀情况可能会持续数周。

了解病因

① **感染因素**：扁桃体炎的主要致病菌为乙型溶血性

链球菌，临床表明，流感杆菌、肺炎双球菌及腺病毒等也可引发本病，细菌和病毒混合感染者也较多见。引发扁桃体炎的病原体可通过飞沫、食物或直接接触而感染。

② **免疫力低下**：病原菌常存在于正常人的口腔及扁桃体内而不致病，当某种因素使宝宝全身或局部抵抗力降低时，病原菌会"乘虚而入"，从而导致本病的发生。因此，扁桃体炎经常光顾那些营养不良、消化不良、佝偻病、平时缺乏锻炼及过敏体质的宝宝，因为他们的抵抗力都较低，受寒、湿热天气、疲劳过度等均可成为扁桃体炎的诱因。

③ **自身因素**：与成年人相比，婴幼儿鼻腔及咽部相对狭小，而且位置较垂直，鼻咽部有丰富的淋巴组织，很容易感染病菌。

护理方法

◎如宝宝经常患扁桃体炎，医生会根据病情决定是否切除。若切除，术后应注意饮食，冷食可促进血管收缩，预防术后出血，可适当吃些。术后1～2周要吃流质或半流质食物，如蛋羹、面条等。还应让宝宝多饮用一些水。

◎饮食宜清淡。辛辣、油腻的饮食会对咽部造成刺激，使扁桃体红肿，因此要少给宝宝吃。除此之外，还应少吃肉、鱼，以免上火。

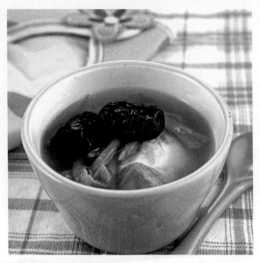

鸭蛋黄花菜煲

材料 / 黄花菜（干品）20克，鸭蛋1个，大枣2颗。

做法 /

① 黄花菜浸泡洗净，与鸭蛋、大枣一同放入锅内，加适量清水，煮30分钟左右。

② 将鸭蛋取出去壳，放回锅内同煮10分钟即可。

面包菠菜粥

材料 / 面包屑50克，菠菜段25克。

做法 /

① 菠菜段汆烫，捞出沥干。

② 锅内加入适量清水，放入面包屑，大火煮沸，放入菠菜段，再沸即可。

处于婴幼儿时期的宝宝活泼好动，看见什么都想去摸一摸、尝一尝。家人如果看护不好，让宝宝沾有蛔虫卵的双手污染了食物，再吃进肚里，就可能感染蛔虫病。蛔虫病如果病程过长，会影响宝宝的身体发育。

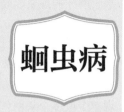

蛔虫病

症 状

由于宝宝语言表达能力差，不能将自己身体的不适反应及时说给父母听，所以父母应当注意观察宝宝的异常情况，以判断宝宝是否生病。宝宝患蛔虫病后一般会有以下症状：

◎发病时出现轻微的腹痛，疼痛部位一般位于脐周，呈阵发性。父母用手给宝宝轻揉腹部可缓解疼痛。宝宝出现腹痛的原因是，寄生在肠道内的蛔虫刺激肠黏膜，促使肠蠕动，导致宝宝出现脐孔周围腹部隐痛或阵痛。

◎有些宝宝会出现轻度食欲不振的症状，但个别宝宝会有异食癖，如喜吃纸、土块、墙皮、生米、草根、炉渣等。

◎由于蛔虫寄生在肠道内，从而影响宝宝对营养物质的吸收，宝宝就会出现消瘦、贫血等营养不良表现，有的宝宝生长发育指标明显低于其他正常儿。

◎宝宝夜间睡眠不好，常常会出现哭闹不安、流口水、磨牙的现象。受蛔虫毒素的影响，宝宝的脾气会变坏，甚至烦躁不安。

◎蛔虫幼虫在生长过程中有可能移行到肺部，引起咳嗽、发热、荨麻疹等症状。

◎有的宝宝手指甲有白斑，似点状或线条状；下唇出现单个或多个灰白色颗粒，少许发亮，略高于正常嘴唇；舌头上的斑点格外突出发红，又称"红花舌"。

了解病因

蛔虫病的发生与卫生习惯、饮食、环境等因素相关。当宝宝吃了不洁的食物或用污染了的双手拿东西吃时，有可能将虫卵吃到肚子里。宝宝吮吸手指、啃玩具等也会引起蛔虫感染。

护理方法

◎饮食要卫生。瓜果要清洗干净，用蔬菜拌沙拉给宝宝吃，要注意菜叶的清洁。让宝宝多喝温开水，不要喝生水。

◎适当给宝宝食用具有杀虫功效的食物，如南瓜子、榧子等。

◎由于患蛔虫病，宝宝的脾胃功能会受到损害，导致宝宝营养不良、气血不足，因此饮食中要多给宝宝增加营养。

乌梅冰糖饮

材料 / 乌梅9克。

调料 / 冰糖15克。

做法 /

① 乌梅洗净，放入锅中，加适量水煎煮。

② 煮沸后10分钟，加入冰糖，再煮20分钟，冰糖溶化后即成。

功效 / 乌梅有和胃安蛔的功效，对缓解蛔虫引起的腹痛有效。

沙拉菠萝船

材料 / 猕猴桃2个，菠萝、梨各1个，樱桃、小西红柿、草莓各30克。

调料 / 沙拉酱3大匙，白糖2大匙。

做法 /

① 菠萝削皮洗净，切掉1/3不用，将剩余部分挖成船状，将挖出的菠萝切小块；猕猴桃去皮，切小块。

② 梨洗净，去皮、核，切小块；草莓去蒂洗净，切小块；樱桃和小西红柿均去蒂洗净。

③ 将切好的所有材料加沙拉酱、白糖拌匀，盛入菠萝船中即可。

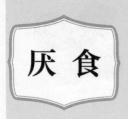

厌食

有时宝宝会出现这样的情况：看见食物不想吃，吃饭的时候望着饭发呆也不动筷子。这让父母，特别是那些年轻的父母伤透脑筋。宝宝不爱吃饭、身体消瘦，家人无论怎么劝导都无济于事，原因是宝宝患了厌食症。

症状

宝宝厌食的主要症状有呕吐、食欲不振，并伴有腹泻、腹胀、腹痛、便秘和便血等。长此以往会出现精神倦怠、体重减轻、腹胀不舒、抗病能力差等现象。

了解病因

造成宝宝厌食的原因主要有以下几种：

① **宝宝吃零食过多**：这在厌食宝宝中最为多见。有些宝宝每天在饭前吃大量的高热量零食，血液中的血糖含量过高，没有饥饿感，所以到了吃正餐的时候根本就没有食欲，过后又以点心充饥，造成恶性循环，于是就形成了厌食。

② **缺锌**：宝宝在婴幼儿时期生长发育速度比较快，对营养物质的需求量较高。但很多宝宝都有挑食的习惯，在饮食上摄锌不足，导致宝宝缺锌。

③ **体质弱，经常患病**：有的宝宝经常感冒、腹泻或患有其他慢性病，这会使宝宝的脾胃功能变差，影响

了宝宝的食欲。碰到这种情况，需要请教医生进行综合调理，必要时可以服用中药来帮宝宝调理脾胃。

④ **感染寄生虫：**宝宝脾胃的抵抗力较差，如果不注意卫生，很容易感染寄生虫。如果寄生虫在宝宝体内繁殖过多，就会损害宝宝的脾胃，从而扰乱正常的消化与吸收功能，令宝宝厌食。

⑤ **家长强迫进食：**很多家长为了让宝宝多吃一点，强迫宝宝进食，从而影响宝宝的情绪，形成条件反射性拒食，而后发展为厌食。

⑥ **饮食无度：**有些年轻的父母生怕自己的宝宝吃不饱、长不高，于是给其买大量高蛋白、高糖的营养滋补品，顿顿鱼、肉，喝各种含糖饮料，这样会损伤宝宝娇嫩的肠胃，使肠胃不能正常消化与吸收，久而久之，食欲必然下降，引起厌食。

护理方法

◎宝宝的食物要营养均衡、丰富多样和容易消化。宝宝吃的食物要尽量多样化，并保证每天让宝宝吃一定数量的蔬菜和水果。饭不要煮得太干，以便于咀嚼。

◎平时应定时、适量地给宝宝进食，注意不要使宝宝吃得过饱。

◎少给宝宝吃零食、甜食、肥腻食物，油煎食品也应少吃。饭前半小时最好不要给宝宝吃任何东西，以免抑制食欲和冲淡胃酸。

◎不要在宝宝面前议论其饭量，也不要谈论宝宝爱吃什么不爱吃什么。

◎在宝宝进食前，一定要将所有玩具收起来，不能让宝宝边吃边玩。

◎要认真找出宝宝食欲差的原因。如伴有其他慢性病，要对症治疗，这样才能使厌食症得到有效缓解。

按摩疗法

① **揉摩中脘穴**：可用指端或掌根在穴位上揉，约揉2～5分钟（图①）；也可用掌心或四指摩中脘，约5～10分钟。再以手指点按50～100次。

② **推揉涌泉穴**：用拇指指腹自足跟推向足尖，推100～500次；再用拇指指端在穴位上按揉30～50次（图②）。食指、中指两指反复搓擦至微热。

③ **捏拿脊柱**：让宝宝俯卧，先用食指、中指两指腹或掌根自上向下直推脊柱100～300次。然后用捏脊法，从长强至大椎捏5～9次，手法依次由轻渐重（图③）。

苹果沙拉

材料/ 苹果20克，橘子、葡萄干各10克。

调料/ 奶酪、蜂蜜各适量。

做法/

❶ 苹果洗净，去皮，去核，切碎；橘瓣去皮，去核，切碎；葡萄干用温水泡软，切碎。

❷ 将切碎的苹果、橘子、葡萄干一起放入碗内，加入奶酪和蜂蜜，拌匀即可。

番茄鱼泥

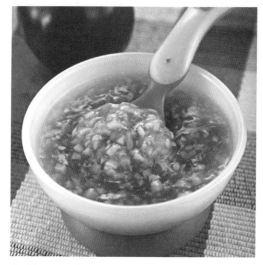

材料 / 新鲜鱼（最好选鱼刺少的鱼）块30克，鱼汤2大匙。

调料 / 淀粉、番茄酱、盐各少许。

做法 /

❶ 将鱼块清洗干净，放入热水中煮熟，加少许盐。

❷ 去鱼骨刺和鱼皮，放入碗内，研碎。

❸ 锅置火上，放入鱼肉和鱼汤开始煮。

❹ 淀粉加水，并加入番茄酱调匀，倒入锅中搅拌，煮至黏稠状，关火即可。

功效 / 鱼肉含优质蛋白质，口感鲜美，加入番茄酱调味可增加宝宝的食欲。

积 食

宝宝对自己的行为没有控制能力，所以见到喜欢吃的食物就不停地吃。尤其是逢年过节的时候，面对那么多的美味佳肴，宝宝的小嘴更是闲不住了，于是吃得太多，导致积食从而影响身体健康。

症状

积食是中医里的一个病证名称，是指宝宝乳食或饮食过量、损伤脾胃，使食物停滞于中焦所形成的胃肠疾患。宝宝积食日久，会造成营养不良，进而影响到生长发育。积食宝宝的症状表现为：睡眠不安稳，身子不停翻动，有时还会咬牙。如果家人发现一直食欲很好的宝宝，胃口突然变小了，常说自己肚子胀痛，细心观察发现宝宝眉间及鼻梁两侧发青，舌苔白且厚，呼出的口气中有酸腐味，就说明宝宝积食了。积食还会引起恶心、呕吐、手足心发热、皮肤发黄、精神委靡等症状。

护理方法

◎**多让宝宝吃一些易消化、易吸收的食物**。不要一味地给宝宝添加高热量、高脂肪的食物，以免增加宝宝的肠胃负担。应多吃蔬菜、水果，少吃肉，适当增加米食和面食。

◎给宝宝添加辅食后，至少吃几天后再考虑增添其他食物品种，也不要一下子增加太多。要仔细观察宝宝食欲，如添加辅食之后，再喂宝宝母乳时宝宝不吃，说明辅食添加过多、过快，要适当减少。

◎**让宝宝吃七分饱。**妈妈必须克服老觉得宝宝没吃饱、营养不够的心理。宝宝吃七分饱就可以了，喂太饱只会适得其反。

◎**宝宝的饮食要有规律。**三餐要定时定量，不能饥一顿、饱一顿，否则会影响消化功能的正常运转。

◎**坚持饭后散步。**饭后宝宝不运动会使积食症状加重，所以家长要带宝宝到楼下散散步。注意饭后不要让宝宝跑跳，以缓慢的散步为好。

◎**合理饮食。**若宝宝不愿吃东西，可暂不进食，以减轻脾胃负担。积食不太严重的宝宝此时应吃些清淡的蔬菜，容易消化的米粥、面汤、面条等，忌吃油炸、膨化食品，少吃甚至不吃肉类食物。

神曲麦芽汁

材料/ 炒麦芽、焦神曲、焦山楂各10克。

调料/ 白糖少许。

做法/

1 把这三味药加100毫升水，煎15分钟。

2 倒出药汁，加点白糖，分成2次趁热服。

秋季腹泻

每当换季的时候，特别是秋末冬初，年龄较小的宝宝身体会出现一些小毛病，如感冒、腹泻、咳嗽等。秋季腹泻是最常见的病症，这让新手爸妈们十分担心。所以预防护理工作非常重要。

症状

◎起病急，刚开始时常伴有感冒症状，如出现鼻塞、咳嗽、流涕等，半数宝宝还会发热（常见于病程初期），但一般为低热。

◎大便次数明显增多，每日排便十余次，大便呈白色、黄色或绿色蛋花汤样，带少许黏液或脓血，无腥臭味。严重者大便呈喷射状排出。

◎大多数宝宝在疾病初期会出现呕吐。

◎腹泻严重者会出现脱水症状，如口渴明显、尿量减少、烦躁不安、精神倦怠等。

了解病因

小儿秋季腹泻是由轮状病毒引起的，传染源主要是患者、隐性感染者以及带病毒者。这是因为在急性期，患者在疾病开始的2~4天内大便中含有大量轮状病毒，如果宝宝不慎接触并使病毒进入消化道内，就会引起急性肠炎，这就是我们常说的"病从口入"。

由于6个月～3岁的宝宝胃肠功能较弱，抵抗轮状病毒的抗体水平较低，免疫功能又不太完善，容易感染这种病毒而发病。而6个月以内的宝宝由于有来自母体和母乳中的抗体，往往不易发病。

护理方法

饮食以少食多餐为宜。如果宝宝频繁呕吐可禁食，但需到医院补液。饮食以流质和半流质为主，如牛奶、米汤、粥等。忌吃生冷、油炸、辛辣的食物。炖苹果中含有丰富的鞣酸蛋白，有吸附作用，可以止泻，新手爸妈可做一做。待宝宝病情好转后可逐步恢复饮食，进食须由少到多，由稀到浓。

山楂甜米粥

材料 / 新鲜山楂60克（或干山楂30～40克），大米50克。

调料 / 白砂糖少许。

做法 /

❶ 山楂洗净，放入沙锅里用小火慢慢熬煮，熬好后去渣，取汁水。

❷ 汁水中加入洗净的大米、白砂糖，继续熬煮至熟出锅。

功效 / 此款粥口感酸甜，且易消化，对腹泻后的肠胃有舒缓作用。

肠炎

肠炎是由细菌、病毒、真菌和寄生虫等病原微生物引起的胃肠炎、小肠炎和结肠炎。不同的病原导致的肠炎均以腹泻为主要症状，但其发病季节、大便性状及其他兼证有所不同。

症状

◎**轻度：**轻度肠炎宝宝一天大便5~8次，有轻微发热的症状。

◎**中度：**中度肠炎宝宝一天大便可超过10次，大便呈水样、泥状，并伴有黏液。高热、有脱水现象。

◎**重度：**重度肠炎的宝宝一天大便15次以上，大便呈水样喷出，有重度脱水现象，即宝宝皮肤干燥、小便减少、口渴。

了解病因

造成宝宝肠炎的原因有以下几种：

① **细菌性腹泻：**主要是因为吃了不洁净的食物而引起的。食物在沾染了细菌之后，被宝宝吃到肚而里引起腹泻。

② **全身性感染：**抵抗力较弱的婴幼儿在发生中耳炎、肺炎或肾盂肾炎时也可引起腹泻。

③ **消化不良：**饮用过浓或过多的奶、吃脂肪或淀粉

含量过高的食物都可引起消化不良，发生腹泻。

护理方法

◎注意宝宝的饮食卫生，不要让宝宝吃街头食物。宝宝吃的东西要煮沸、煮熟，蔬菜、水果要清洗干净。

◎宝宝的奶瓶、水杯、碗筷要注意清洗，并消毒处理。冲好的奶要马上喂给宝宝喝，不可在室温下搁置太久。注意喝剩下的奶要倒掉，不要再喂给宝宝喝。

◎腹泻严重时暂停喂食，让胃肠休息。待病情减轻后再喂一些流质食物，慢慢恢复至正常饮食。

◎宝宝肠炎强调继续饮食，补充身体消耗，以缩短腹泻后的康复时间，习惯于乳类饮食的可以暂停乳类喂养，改为代乳品，或发酵酸奶，或去乳糖配方奶粉，可能会减轻腹泻，缩短病程。

7倍粥

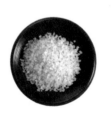

🥢**材料** / 大米适量。

🍴**调料** / 白砂糖少许。

🥄**做法** /

❶ 将大米浸泡30分钟。

❷ 将大米放入锅内倒入7倍的水以大火煮沸，转小火煮40分钟，关火，再闷10分钟。

❸ 把熬好的米粥倒入小碗中晾温即可。

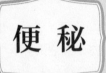

便 秘

如果宝宝2～3天不解大便，而其他情况良好，则有可能是一般的便秘。但如果出现腹胀、腹痛、呕吐等情况，就不能认为是一般便秘，应及时送医院检查治疗。

婴幼儿便秘的两大类型

婴幼儿便秘原因很多，大体可分为两大类：一类属功能性便秘，这一类便秘经过调理可以痊愈；另一类为先天性肠道畸形导致的便秘，这种便秘仅通过调理是不能痊愈的，必须经过外科手术矫治。绝大多数的婴幼儿便秘都是功能性便秘。

了解病因

① 宝宝日常膳食中摄入糖分不足，会使大便干燥。
② 如长期饮食不佳，则形成营养不良，腹肌和肠肌缺乏力量，不能解出大便，可出现顽固性便秘。
③ 大便的性质与食物成分有关。食物含有大量的蛋白质而缺少碳水化合物（糖和淀粉），则大便干燥而且排便次数少；如果食物中含有较多的碳水化合物，则排便次数增加且大便稀软；如果食物中含脂肪和碳水化合物都高，则大便润滑。某些精细食物缺乏渣滓，进食后容易引起便秘。

④ 有些宝宝生活没有规律，没有按时解大便的习惯，使排便的条件反射难以养成，导致肠管肌肉松弛无力而引起便秘。

⑤ 患有某些疾病如营养不良、佝偻病等，使肠管功能失调，腹肌软弱或麻痹，也可出现便秘症状。

护理方法

对宝宝来说，合理的食物搭配不仅可以预防便秘的发生，而且对便秘也有良好的治疗作用。可以让宝宝吃一些玉米面和米粉做成的辅食。当宝宝6个月大以后，如果出现便秘则可以喂蔬菜粥、水果泥等辅食，蔬菜中所含的大量纤维素等食物残渣，可以促进肠道蠕动。

爱心点击

喂配方奶粉便秘的原因

◎**奶粉不易消化**：奶粉的原料是牛奶，牛奶中含酪蛋白多，在胃酸的作用下容易结成块，不易消化。配方奶粉要按照说明冲调，不要过浓；两顿奶之间给宝宝喝些水或果汁（如橙子半个挤汁，加等量温水）；在奶中加一勺糖能有效缓解便秘。

◎**宝宝肠胃不适应**：配方奶粉中添加了各种营养素，有些宝宝的肠胃不适应这种奶粉。

◎**补充水分**。如果缺乏水分，宝宝大便会变得干燥，不易排出。因此每天要给宝宝喝一定量的水，以防止便秘。

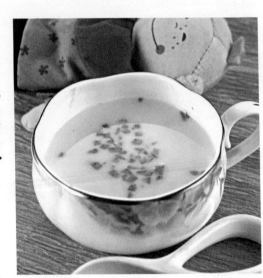

奶香红薯泥

材料 / 红薯200克，配方奶粉适量。

做法 /

1. 红薯洗净，去皮，蒸熟，用勺子碾成泥。
2. 配方奶粉冲调好，倒入红薯泥中，调匀即可。

功效 / 红薯中含有的大量膳食纤维能刺激肠道，增强肠蠕动，防治宝宝便秘。添加适量的奶粉，不仅可以给宝宝提供丰富的蛋白质和脂肪，而且牛奶的香味还能刺激宝宝的食欲。

急性阑尾炎多见于2岁以上的宝宝。年龄越小的宝宝阑尾炎的症状越不明显，所以误诊率很高。婴幼儿的病情较成年人发展快，短时间内就会出现穿孔，可造成严重的并发症。因此，急性阑尾炎要靠家长早期发现，以便及时治疗。

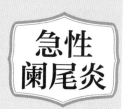

急性阑尾炎

症状

急性阑尾炎的症状表现有以下几点：

◎**恶心、呕吐**：恶心、呕吐的症状常见于发病早期，多为反射性，发生在腹痛的高峰期，但呕吐次数不多。呕吐物多为未消化的食物，少数宝宝则表现为腹泻或便秘。

◎**发热**：体温多在37.5～39℃，严重的宝宝体温可达到39～40℃或以上，并伴有畏寒症状。

◎**颠簸痛**：宝宝可出现颠簸痛，即轻拍或颠簸时疼痛会更加明显。

◎**腹痛**：急性阑尾炎的第一症状特点是转移性右下腹疼痛，病发时痛感在脐周或上腹部，随后痛感可由上腹转至右下腹部并呈阵发性或持续性绞痛，少数宝宝无转移性腹痛，始终是右下腹疼痛。宝宝常屈右腿侧躺，卧床不敢动或呻吟拒食，走路时腰向右偏。3岁以下的宝宝描述不清，但会出现阵发性哭闹、拒按腹部等症状，提示可能为急性阑尾炎。

① **梗阻**：阑尾是盲肠末端的一段细肠管，形如蚯蚓，位于腹腔内右下腹部。阑尾一旦梗阻，可使管腔内分泌物积存，内压增高，压迫阑尾壁阻碍远侧血运，在此基础上管腔内细菌侵入受损黏膜，易致感染。引起阑尾梗阻的主要原因有：粪石、粪块、食物碎屑、蛔虫等，阑尾管狭窄或粘连也可导致阻塞，此外阑尾扭曲、水肿、病变也会使其排空受阻。

② **感染**：阑尾与盲肠相通，存有与盲肠内相同的大肠杆菌和厌氧菌。若阑尾黏膜稍有损伤，细菌侵入管壁，引起不同程度的感染，就会侵入阑尾，从而引起炎症。

③ **其他**：急性阑尾炎发病也与饮食习惯和遗传有关。膳食纤维食入过少，会造成便秘，如果习惯性应用缓泻药会使肠道黏膜充血，发展为阑尾炎；遗传因素与阑尾先天性畸形有关；环境及精神因素的改变也会造成胃肠功能紊乱，从而引发阑尾炎。

护理方法

◎宝宝半坐，禁食1～2天，以减少肠胃蠕动，利于炎症的消退。

◎禁食期间可以输液，若医生允许可进食米汤、鸡蛋羹、藕粉之类的流质饮食。

◎日常饮食宜清淡，多吃含膳食纤维丰富的食物，不可过食肥腻、辛辣食物。

◎轻症宝宝术后6小时可开始进流质饮食，重症患者要待肠蠕动恢复（肛门有气体排出）后方可进流食。

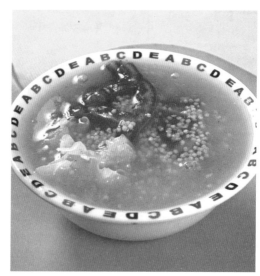

西红柿银耳小米羹

材料/ 西红柿1个，小米半碗，银耳5朵。

调料/ 冰糖适量。

做法/

❶西红柿去蒂，洗净，切成小片；银耳用温水泡发，切成小片。

❷锅加适量水、银耳烧开，改成小火炖烂，加入西红柿片、小米一并烧煮，待小米煮稠后，加入冰糖，煮化即可。

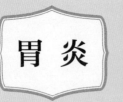

胃 炎

小儿胃炎是由各种原因引起的胃黏膜炎症改变，是小儿常见病、多发病，根据发病情况可分为急性胃炎和慢性胃炎两种。小儿胃炎不容忽视，如果病情迁延不愈，会影响宝宝的发育。所以家人应做到防患于未然。

症状

急性胃炎发病急骤，轻者仅表现为食欲不振、腹痛、恶心、嗳气、呕吐，严重者剧烈呕吐时可吐出黄色胆汁或带血丝的呕吐物，还会伴有腹泻、脱水等症状。有感染者常伴有发热等全身中毒症状。

慢性胃炎表现为反复发作、无规律性的腹痛，部位不定，多位于脐周或右上腹部。疼痛经常出现于进食过程中或餐之后，呈钝痛或隐痛，同时会伴有呕吐、恶心、腹胀、厌食等症状。慢性胃炎的病程较长，可长达几个月到几年。宝宝多患慢性胃炎，急性胃炎较少见。

了解病因

急性胃炎大多与饮食相关，如吃零食过量，饮食无节制，过饱过杂、冷热不调等都可诱发急性胃炎，还包括药物作用、细菌感染、应激状态等因素。

导致慢性胃炎发病的具体原因有以下几种：

① **挑食、偏食**：宝宝长期挑食、偏食易引起各种维生素及无机盐的缺乏，从而影响胃的正常功能，日久可导致胃炎的发生。

② **不良的饮食习惯**：宝宝早餐吃油条、煎馒头等不易消化的食物或空腹喝冷饮，零食不断，均会使胃液及胃酸分泌失调，诱发慢性胃炎。

③ **卫生习惯不好**：宝宝饭前便后不洗手，不经常刷牙、剪指甲等，易感染幽门螺杆菌（简称HP），导致慢性胃炎的发生。

④ **用药不当**：有些宝宝因病需要经常服用消炎痛、阿司匹林和抗生素等对胃有刺激作用的药物，易损伤胃黏膜，诱发胃炎。

⑤ **遗传因素**：有的父母患有胃病，其子女患胃炎的概率高于没有胃病家族史的小儿。

需注意：胃炎的发生与宝宝缺乏锻炼和精神紧张也有一定的关系。

护理方法

◎ 养成良好的饮食习惯，不暴饮暴食，每餐定时定量；改变挑食、偏食的毛病；宜吃一些清淡且富有营养的食物，少吃辛辣刺激性的食物。零食不可吃太多，最好不喝或少喝冷饮。

◎ 吃饭要细嚼慢咽，这样可以减少粗糙食物对胃黏膜的刺激。不给宝宝吃不新鲜的食物，避免过冷、过热、油炸、辛辣等刺激性食物及浓茶、浓咖啡等饮料。

◎饮食调理对治愈小儿慢性胃炎很重要，总的原则是食物需"细、软、嫩、烂"，还要富有营养，保证有足够的蛋白质、维生素及铁质摄入，如牛奶、鱼、面条、粥、新鲜蔬菜、水果等；另外可以吃些对消化功能有帮助的食品，如山药、扁豆、莲子、猪肚、薏米等；适当补充抗氧化剂，如维生素C、维生素E、β胡萝卜素等。

◎果汁饮料具有高糖和浓缩等特性，如不稀释饮用，会刺激肠胃。因此，宝宝饮用果汁饮料，要按稀释3倍进行处理。喝时切忌短时间大量饮用，以免稀释胃液，造成胃功能紊乱。

西红柿煮鱼丸

材料/ 净鱼肉50克，牛奶15毫升，面粉15克，小西红柿3个，土豆泥25克，菜椒、洋葱各少许。

调料/ 盐少许，淀粉、西红柿汁各适量。

做法/

① 鱼肉捣碎，加面粉、土豆泥、牛奶拌匀，做成适合宝宝咀嚼的小丸子，再撒上淀粉。

② 小西红柿洗净；菜椒、洋葱分别洗净，切成碎块。

③ 把小鱼丸、小西红柿、菜椒碎、洋葱碎与西红柿汁一同放入锅中，加入少许清水，以中火煮熟后调入少许盐，晾温后即可。

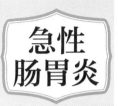

小儿急性肠胃炎是一种常见的消化道疾病。婴幼儿的胃肠功能发育不完善，对外界感染的抵抗力低，稍不适就容易发病。急性肠胃炎使宝宝腹痛难耐，上吐下泻，这时家人应立即带宝宝就医。

急性肠胃炎

症状

急性肠胃炎分为病毒性肠胃炎和细菌性肠胃炎两大类。

病毒性肠胃炎初起时似感冒发热，宝宝食欲下降，继而出现腹泻、呕吐、腹痛的症状，且腹泻可达3～6天，或仅以呕吐、腹痛厉害的症状为表现。南方的流行期是9～12个月，其中10、12月是高峰期。各种不同的病毒感染（如腺病毒等）引起的病毒性肠胃炎，在任何季节都可能发生，以夏季居多，感染后会引起拉肚子，是俗称的肠胃型感冒。

细菌性肠胃炎大多比病毒性肠胃炎要严重，主要有腹泻、呕吐、腹痛、发热等症状。便血情况也较多见，有时大便还会带脓。一般好发于夏季，最轻微的1～2天可自行恢复，较严重的可持续1周左右。

① 肠道内的感染由细菌和病毒所造成，尤其应警惕致病性大肠埃希菌的侵害。如果宝宝患病，家人大量且不合理地使用抗生素，会给大肠埃希菌可乘之机。

② 上呼吸道的炎症、肺炎、肾炎、中耳炎等胃肠道以外的疾病，可以由于发热及细菌毒素的吸收造成消化酶分泌减少，致使肠道蠕动增加，引起肠炎。

③ 喂养宝宝不讲究科学的方法，过早地给宝宝添加淀粉、脂肪类食物；宝宝的饮食没有定时定量；添加辅食时突然改变食物品种或突然断奶都可引起宝宝腹泻。

④ 气候变化，如过冷使肠蠕动增加，过热使胃酸及消化酶减少分泌，也可以诱发急性肠胃炎。

◎ 如果腹泻严重，呕吐也非常剧烈，可暂时禁食，给予一定量的糖盐水以补充体内水分和电解质。糖盐水的制作方法是：白开水500毫升加上白糖10克（2小勺）以及细盐1.75克。也可用米汤加盐来代替，即米汤500毫升加细盐1.75克。为避免宝宝脱水，应保证在24小时之内，摄入180毫升/千克体重液体才能避免脱水。

◎ 当宝宝呕吐停止3小时之后，应慢慢地开始恢复其饮食。最初可以给宝宝吃吐司面包，如果他不想吃固体食物，不要强迫他，继续给他喝些汤水。

◎宝宝食物要煮熟透。预防沙门菌感染，要注意食物一定要在沸水中煮熟，这样才能杀死细菌。特别是鸡蛋，一定要煮熟透才能给宝宝吃。

蘑菇米粥

材料 / 大米粥200克，蘑菇50克。

调料 / 橄榄油少许。

做法 /

① 蘑菇洗净后切碎末，备用。

② 锅置火上，加少许橄榄油烧热后放入碎蘑菇翻炒至熟烂。

③ 大米粥倒入锅中，拌匀即可喂食。

爱心点击

保护肠胃健康需远离的六大类食物

◎**产气食物：**如碳酸饮料、豆类、洋葱、茄子、青椒等。

◎**生冷食物：**如冰水、冰淇淋、生菜沙拉等。

◎**过甜食物：**如甜饮料、糖果、蛋糕等。

◎**燥热及辛辣刺激性食物：**如羊肉、龙眼、辣椒、大蒜等。

◎**油炸及烧烤食物：**如炸鸡、烤肉、炸猪排、炸薯条等。

◎**不易消化的食物：**如糯米制作的食物。

反复发作性腹痛

宝宝时不时地说肚子痛，痛得厉害时，捂着肚子在地上翻滚。但当惊慌失措的父母把宝宝带到医院的时候，宝宝腹痛常常又戏剧性地突然消失。这就是反复发作性腹痛。其背后可能暗藏着其他疾病隐患。

了解病因

可引起小儿反复发作性腹痛的原因有很多，其中包括自主神经调节功能紊乱、乳糖不耐受、便秘等。**①自主神经调节功能紊乱。**有些宝宝的植物神经调节功能尚未健全，一旦功能紊乱，迷走神经兴奋性增强，肠管蠕动失去正常节律，肠壁肌肉就会发生一过性痉挛，发生肠绞痛，且有时伴有恶心和呕吐。疼痛与吃东西和活动无明显关系，常骤然发作又很快消失，无规律性。腹痛部位多在肚脐周，腹部检查仅稍有紧张感，肠鸣音较活跃，无固定位置压痛，肚脐周压痛也不明显。这类宝宝常有自主神经紊乱的表现，如流涎、夜间磨牙、多汗或遗尿等。有相当比例的腹痛就属于这种情况。所以说不能一遇到小儿反复发作的肚脐周疼痛就归咎为肠道寄生虫，如大便化验未找到蛔虫卵，经驱虫治疗后反复发作性腹痛不消失，就要考虑此病的可能。

②**乳糖不耐受**。如宝宝自以喝牛奶为主以后，就出现反复发作性腹痛就要考虑乳糖不耐受症。这些宝宝小肠黏膜分泌的乳糖酶不足或缺乏，不能把牛奶中的乳糖分解成单糖吸收，在这种情况下，牛奶在肠道反成为刺激物，会引起腹部不适或疼痛，并伴有肠鸣亢进和腹泻等症状。另外，少数对食物过敏者（如对大豆蛋白、牛奶蛋白过敏等），进食此类物质也会引起腹痛。

③**便秘**。部分独生子女，由于长期的娇生惯养，造成严重的偏食习惯，平时只吃肉类，蔬菜几乎一点也不吃，大便经常3～5天甚至多天才解一次。由于直肠内潴积了大量秘结粪块，使得近端肠壁肌肉强力收缩，诱发阵发性腹痛；间歇期因肠壁肌肉松弛，故而腹痛也就随之缓解。

护理方法

注意调整宝宝的饮食，每日饮食的量和次数要有规律，不要暴饮暴食，多吃青菜、水果。

爱心点击

小儿功能性腹痛不影响生长发育

宝宝这种较常见的复发性腹痛一般不影响生长发育，因自主神经调节功能紊乱引起者，随着年龄的增长、神经调节功能的渐趋完善，多可不治而愈。

腹股沟疝气

小儿腹股沟疝气俗称小肠疝气。对于此病，很多父母并不放在心上，认为"疝气"进进出出，无碍健康，只要用手轻轻一推，或者平躺一会儿，也就消失了。但是，一旦发生嵌顿，宝宝往往会承受不少痛苦。

症状

腹股沟疝气的主要症状是当哭闹或屏气用力时，腹股沟内侧出现肿物突起，安静时消失。随着肿物的屡次出现，肿物可增大并坠入一侧阴囊内。父母用手指将肿物向内、向上轻轻挤压，可使其进入腹腔，有时会听到咕噜声。用手指压迫腹股沟中点稍上方，肿物即不再出现。肿物出现后走路会有坠胀感，但不影响宝宝的生长发育。

了解病因

腹股沟疝气是由于先天性腹膜鞘状突闭合不良，遗留了通向腹腔的囊袋所致。睾丸在胚胎时期位置较高，下降过程中带下来一部分腹膜包裹睾丸。正常情况下，宝宝出生后鞘状突中间部分闭塞萎缩，只保留鞘膜包裹睾丸，分泌少量液体使睾丸活动自如，不易受损。若是出生后腹膜鞘突没有闭合，同时存在腹压增高的因素时，腹内肠管和大网膜就可以通过此通道被压到腹股沟内侧皮肤下面，甚至到达阴囊内，从而成为腹股沟疝气。

日常生活中应注意让宝宝吃些清淡、易消化、富含膳食纤维的食物，以防大便干燥。

鸡蛋鱼卷

材料 / 鱼肉片500克，蛋皮丝、洋葱丝、芹菜丝各适量。

调料 / 黄油、盐各适量。

做法 /

❶ 洋葱丝、芹菜丝入锅中，加盐拌炒，盛出。

❷ 蛋皮丝加入洋葱丝、芹菜丝拌匀，卷入鱼片内，码齐，蒸熟，浇上溶化的黄油即可。

爱心点击

怀疑宝宝患了腹股沟疝气，到医院就诊医生会怎么做

到医院后，医生通常进行触诊和X线检查，如果宝宝被诊断为腹股沟疝气，医生会建议以手术治疗为主，而且及早治疗，防止发生嵌顿疝现象。腹股沟疝气的手术时间一般为30～40分钟，次日即可出院。

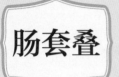

肠套叠是指肠管的一部分套入另一部分内，形成肠梗阻。肠套叠的危险在于，套叠肠管如果压迫时间过长（超过24小时），会使套入的肠管血液循环受阻，可能进一步发生肠坏死，甚至威胁生命安全。

症状

◎**阵发性哭闹**：阵发性较有规律的哭闹是肠套叠的重要特点，大多数宝宝突然出现大声哭闹，有时伴有面色苍白、额出冷汗，持续约10~20分钟后恢复安静，但隔不久后又哭闹不安。

◎**呕吐**：哭闹开始不久即出现呕吐，吐出物为乳汁或食物残渣等，以后呕吐物中可带有胆汁。如果呕吐出粪臭味的液体，说明肠管阻塞严重。

◎**果酱样血便**：病后6~12小时，患儿会排出暗红色果酱样血便，有时为深红色血水，轻者有少许血丝。

◎**腹部肿块**：在肠套叠的早期，当宝宝停止哭闹时，可以仔细检查其腹部，能发现腹部有肿块，向肚脐部轻度弯曲。如果用手摸，可以在其右上腹或右中腹摸到一个有弹性、略可活动的腊肠样肿块。

◎**腹痛**：呈绞痛。由于宝宝不会叙述腹痛，常常表现为突然发作的阵发性哭闹不安，面色苍白，两腿屈曲，手足乱动，非常痛苦。

宝宝不一定会表现出以上所有的症状，但绝大多数宝宝都有阵发性哭闹。为了不耽误治疗，父母对阵发性哭闹超过3小时以上的宝宝，尤其是有腹泻、感冒或饮食改变等情况时，应及时到医院就诊。

了解病因

肠套叠是婴幼儿时期常见的一种急腹症，其发病原因主要有以下两点：

① **与消化系统有关**：婴幼儿时期的宝宝生长发育迅速，为了适应其身体发育的需要，在其6个月大的时候就需要逐渐添加辅食。但此时宝宝的胃肠发育尚不成熟，消化能力相对较差，如果新手爸妈不懂得科学地进行辅食喂养，让宝宝吃一些不合适的食物，会增加胃肠负担，使消化系统处于"超负荷"的工作状态，诱发肠蠕动紊乱，进而导致肠套叠的发生。

② **与自身的肠道特点有关**：婴幼儿时期，肠道的回盲部系膜尚未固定完善，这一部分容易出现游离度过大，从而发生肠套叠。此外，宝宝的肠道较成人的相对长一些（成人的肠管长度是身体的4.5倍，新生儿为8倍，婴儿是6倍）。这样的生理特点使宝宝比较容易发生肠套叠。

护理方法

在给宝宝添加辅食时，应遵循循序渐进的原则。在宝宝适应一种辅食后再添加另一种，不可多种一起添加，以防伤害到宝宝的肠道，使肠管蠕动异常。

肠梗阻通俗地讲，是指肠内容物通过障碍，肠道不通畅。肠梗阻是最常见的外科急腹症之一，任何年龄的宝宝均可发病。新手爸妈应注意了解此种病情，一旦宝宝出现肠梗阻的症状，应立即带他就医，以免危及生命。

症状

◎**腹痛：** 机械性肠梗阻时呈阵发性腹绞痛，宝宝表现为哭闹不安，腹痛部位可听到高亢肠鸣音；有时可以从腹壁上观察到肿胀肠管的大概外形或蠕动的气流波。如果是不完全性肠梗阻，当气体通过梗阻后，疼痛骤然减轻或消失；若肠管阻塞的同时出现血液循环障碍，称为绞窄性肠梗阻，肠管容易因缺血而发生穿孔或坏死，此种情况需及时抢救。

◎**呕吐：** 起病时为反射性，吐出食物或胃液，后因肠管逆蠕动，吐出物为肠内容物。宝宝呕吐的时间、频率和呕吐物性状随梗阻部位的高低而有所不同。高位梗阻（主要指十二指肠和空肠近侧）呕吐出现较早而频繁，含有胆汁；低位梗阻时呕吐出现较迟，呈粪汁样；呕吐物如呈血性或咖啡样，则提示肠管有血运障碍。

◎**腹胀：** 高位肠梗阻仅上腹饱满；低位及麻痹性梗阻，呈全腹膨胀。

◎**停止排气和排便**：肠梗阻因为肠内容物运送受阻，不能排出体外，故肛门停止排气和排便，这是完全性肠梗阻的表现。但必须要注意，梗阻部位远端的肠内容物仍可由蠕动下送，如白色黏冻样便是梗阻远端肠腔分泌的肠黏液。绞窄性肠梗阻可排出血性黏液样便。

晚期或并发肠绞窄时宝宝多伴有脱水、酸中毒、皮肤干燥、眼眶深陷、呼吸深长、脉搏加快等症状。

了解病因

按病因可将肠梗阻分为器质性和功能性两大类。
① 器质性肠梗阻，也称为机械性肠梗阻，是由于肠道内或肠道外发生器质性病变而引起肠管堵塞。病因可见于先天性发育畸形，如肠闭锁、肠狭窄、肠旋转不良、疝气嵌顿等；后天因素有肠套叠、术后肠粘连、蛔虫团堵塞等。
② 功能性肠梗阻，也称为动力性肠梗阻，是由于肠蠕动功能不良致使肠内容物不能正常传递运送。可见于败血症、肠炎等所致的中毒性肠麻痹，或是因肠道神经发育不正常引起的先天性巨结肠等。

护理方法

发生肠梗阻后，应该马上停止给宝宝喂食，并采取抗炎、纠正电解质紊乱、胃肠减压、补液等治疗措施。

口腔溃疡

宝宝发生口腔溃疡时，会因疼痛而出现烦躁不安、哭闹、拒食、流涎等症状，而且有复发的可能性。6个月至2岁的宝宝很容易受到感染。宝宝的口腔溃疡会影响宝宝食欲，妈妈在喂养的时候应该更加用心。

症状

在面颊或嘴唇内部或舌头边缘，出现单一或群集的溃疡伤口。每个溃疡伤口周围都呈现黄色或白色，而中心则呈现灰色。在口疮型溃疡出现前，口腔内壁、嘴唇内侧或舌头处会出现疼痛感或灼热感。宝宝会表现出拒食、烦躁甚至发热症状，直接影响宝宝的身体健康。

了解病因

宝宝患口腔溃疡的原因有多种，比较常见的有以下几种：

① 宝宝在吃饭时烫伤、咬伤，或吃硬东西时碰伤，父母没有对宝宝口内的伤口进行消毒清理，进一步感染而引发口腔溃疡。

② 宝宝体内缺乏B族维生素，也会引起口腔溃疡的发生。

③ 有些口腔溃疡是由于受到口腔黏膜病毒的感染引

起的。

④ 特殊体质的宝宝可能因药物或感染等原因，出现"多形性红斑疾病"，这时宝宝身上会出现靶形红斑，口腔、阴道、尿道均有发炎、溃烂的情况。

护理方法

◎平时注意调整饮食，多给宝宝吃一些富含维生素B₂的食物，如牛奶、动物肝脏、菠菜、胡萝卜、白菜等。

◎让宝宝多喝水，注意口腔卫生，并保持大便通畅。

◎如果宝宝还未断乳，为预防口腔溃疡的发生，妈妈每次哺乳前应将乳头用温开水洗一洗。如果宝宝已经断奶，应注意其餐具的清洁，并注意不要让宝宝吃过硬、过烫的食物，吃饭时应细嚼慢咽，不可狼吞虎咽，以免咬伤。

◎不要给宝宝吃酸、辣、咸、烫的食物，否则宝宝的溃疡处会更痛。应当给宝宝吃稀软、容易消化的食物，还可多吃一些牡蛎、动物肝脏、瘦肉、蛋类、花生、核桃等富含锌的食物，以促进创面的愈合。白菜、菠菜、蘑菇、茄子也应多吃一些，因为这些食物中富含B族维生素。

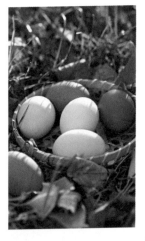

消化性溃疡

消化性溃疡包括胃及十二指肠溃疡，以中上腹部疼痛及压痛为主要表现。各年龄段的小儿均可发病，但以3岁以下及10岁以上为多见。小儿消化性溃疡对身体危害很大，家人对其症状不可忽视。

症状

◎**腹痛**：宝宝常表现为反复脐周痛，驱虫后仍然疼痛，并伴有吐酸水、嗳气、流涎等症状。

◎**呕吐**：表现为进食后呕吐，有的呈间歇性呕吐，少数有呕血的症状。

◎**食欲不振**：宝宝出现不明原因的食欲不振的现象。

◎**黑便**：宝宝排出柏油样黑便，严重者大便中带血。

了解病因

宝宝患消化性溃疡病的原因有多种，比较常见的有以下几种：

① **饮食不规律**：不吃早餐、晚上贪食、暴饮暴食等不良饮食习惯，会对消化道黏膜造成直接损伤。

② **饮食不当**：宝宝吃油炸食物后，由于难以消化吸收，会使食物在胃内存留的时间较长，排空延迟，可使胃酸分泌过多，增加对胃黏膜的损害。另外，冷饮、辛辣食物也会刺激胃黏膜，直接造成溃疡。

浓茶、咖啡、碳酸饮料也是诱发消化道溃疡的危险因子。

③ **不良情绪**：宝宝经常处于焦虑、忧郁、恼怒、精神紧张的状态下，可诱发消化性溃疡。

④ **家族史**：溃疡病往往有家族史，如果家庭其他成员患病，可通过家庭集体用餐的方式传播给宝宝。

⑤ **药物因素**：阿司匹林、消炎痛、保泰松、激素等有致溃疡的作用，所以不可乱给宝宝用药，必须听从医嘱。

护理方法

◎**宝宝应少食多餐**。因为所有的食物，包括牛奶，饮用后均可刺激胃酸的分泌。对症状严重的宝宝，可在白天每2小时进食1次，症状减轻即改为一日三餐。

◎**消化道溃疡出血时应禁食**。出血症状控制后，宝宝饮食应限于对胃肠分泌作用微弱、不含植物纤维的食物，如米汤、牛奶、蒸蛋羹、果汁、藕粉等。

◎**甜食宜少吃**。人的体液酸碱度只有处于弱碱性时，才能使身体健康。宝宝体内处理酸碱平衡的系统还不成熟。溃疡病宝宝对甜食极为敏感，食用甜食过多，容易产气、产酸，不利于溃疡面的愈合。

◎**宝宝饮食宜清淡**。避免食用刺激性的食物、饮料和调味品，如咖啡、茶、姜、葱、蒜、辣椒等。因为刺激性食物能促进胃酸的分泌，提高胃液酸度，增强对溃疡面的刺激，引起胃部疼痛，影响溃疡面的愈合。

◎慢性溃疡宝宝的饮食以糙米为佳，避免食用精细的食品如精白谷物等。

◎**进餐应定时定量**。不要让宝宝看到喜欢吃的食物就吃得过多、过饱，看到不喜欢的食物就一口不吃或吃得过少，这会使胃肠功能紊乱，免疫力降低，诱发溃疡。

◎**吃饭要专心**。不要让宝宝边吃边玩，或边吃边看书、电视。

◎**科学搭配**。宝宝饮食不要片面地强调高营养，要做到科学的饮食搭配，多食用高蛋白、低脂肪和易消化的食物。

◎**教育宝宝吃饭要细嚼慢咽**。因为食物进入胃内，经储纳、研磨、消化，将食物变成乳糜状，才能排入肠内，如咀嚼不细，食物粗糙会增加胃的负担，延长停留时间而导致胃黏膜损伤。细嚼慢咽能增加唾液分泌，从而使胃酸和胆汁的分泌减少，有利于保护胃的功能。

牛奶玉米粥

材料 / 玉米粉50克，牛奶200毫升。

做法 /

❶ 锅置火上，倒入牛奶和少量清水，用小火煮沸。

❷ 撒入玉米粉，用小火再煮3～5分钟，并用匙不断搅拌，直至变稠。

❸ 将粥倒入碗内，晾凉后即可喂食。

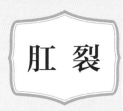

肛裂是齿状线以下肛管皮肤破裂形成梭形裂口或溃疡。肛裂是婴幼儿时期的常见病,主要与饮食有关。新手爸妈应该了解宝宝肛裂的症状和原因,从而加以预防。一旦宝宝出现肛裂,也应懂得如何科学护理。

症状

排便时和排便后肛门剧痛,婴幼儿因此烦躁不安、哭闹不休。常在粪便表面或便纸上见有少量新鲜血迹或几滴鲜血,少见大出血。有些宝宝肛门周围可能出现红疹,夜晚睡眠时因瘙痒而睡不安稳。

了解病因

婴幼儿肛裂一般是由便秘引起的,而引起便秘的原因主要有以下几种:

① **排便不规律**:如果家人不重视培养宝宝有规律的排便习惯,又由于宝宝忍耐排便的能力很强,致使每次排便的间隔时间过长,粪便变得干硬而不易排出。宝宝只能在排便时用很大力气,造成肛管裂伤。

② **食物过于精细**:有些父母不注意对宝宝的科学喂养,误以为食物越精细,价格越贵,就越有营养。于是给宝宝过多的精细食物,如牛乳、鸡蛋、麦乳精、

巧克力、蛋糕等，而五谷杂粮和蔬菜吃得相对较少。这种不合理的膳食结构容易导致便秘。

③ **缺乏运动：**父母经常抱着宝宝，很少让宝宝做滚爬、俯卧等活动，就会影响肠道的蠕动，不利于粪便的排出。

④ **不良情绪：**紧张、恐惧的情绪也会导致严重便秘。

另外，给宝宝使用粗糙的卫生纸，或宝宝患腹泻时大便太用力都会导致其肛门受损伤。

护理方法

宝宝的膳食应当结合其生理特点，满足其生长需要，保障机体健康，为宝宝制定合理的膳食结构。虽然乳类、鸡蛋、瘦肉、鱼肉等蛋白质含量高的食物在宝宝膳食中必不可少，但五谷杂粮、蔬菜、水果等膳食纤维丰富的食物也非常重要。科学合理的搭配才能保障宝宝身体的健康。

爱心点击

怎样培养宝宝按时大便的习惯

6个月以后的宝宝，对大便已有初步自觉，这时宜开始训练大便的习惯。先观察和记录宝宝每日大便的时间，掌握规律后便让宝宝在固定时间坐便盆，开始坐的时间限定在10分钟左右，不管有没有大便，渐渐地宝宝的排便习惯就会养成。

脱肛又称肛门直肠脱垂，是指肛管和直肠外翻，脱出于肛门外。此病多见于1～3岁的宝宝，5岁以后的宝宝很少出现。脱肛通过预防和护理在一定程度上是可以避免的。

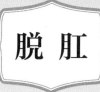

脱 肛

症状

发病初期，宝宝在大便时会有肿物自肛门脱出，有的呈"放射状"，有的呈环状皱襞，但一般情况下排便后肿物能自行缩回到肛门内。病情加重时，除大便外，在宝宝哭闹、咳嗽或用力时，肿物也可脱出。脱出的肠黏膜因受内裤摩擦可出现充血、水肿、糜烂或渗血，黏液分泌会增多。

了解病因

① **先天发育不足**。即宝宝的骶骨发育尚未成熟，骶骨向前弯曲角度小，使直肠与肛管处于垂直状态，因此直肠后面失去了骶骨的承托作用。

② **长期腹腔压力过大**。由于宝宝乙状结肠的肠系膜较长，增加腹压时容易向下移位，所以当宝宝大便用力或长期咳嗽、腹泻等，很容易诱发脱肛。

③ **坐便盆时间过长**。宝宝坐便盆时间过长，往往在大便后肛门口出现一团红色的又湿又软的肿块，开始

时肿块很快能自行缩回去，但是如果多次发作，那么肿块就不能自行缩回去。长时间如此便易引发脱肛。

④ **营养不良。** 营养不良的宝宝，支撑直肠的组织较软弱，肛门括约肌群的收缩力弱，直肠便易从肛门口脱出。

⑤ 肠炎、痢疾引起较长时间的腹泻也会造成脱肛。

护理方法

◎**对营养不良、身体虚弱引起的脱肛患儿要给予充足的营养食物。** 如鸡蛋、鱼类、瘦肉、豆类、蔬菜、水果等，以增加营养，增强肛周肌肉收缩力，使脱肛好转同时也要多吃含纤维素的食物，防止大便干结。

◎**注意宝宝的喂养。** 一是增加营养以便增强宝宝的体质，加强支撑直肠的组织；二是多食青菜、水果等富含膳食纤维的食物，以防止宝宝便秘。

爱心点击

脱肛宝宝不要吃油腻、辛辣、不易消化的食物

糯米饭及油腻食物不易消化，容易宿食停滞，阻遏脾胃阳气，导致腹泻、呕吐、厌食等病症，从而加重脱肛病情。故脱肛患儿不宜食用。也不宜吃辛辣刺激之品，如辣椒、大蒜、花椒等，因为这类食品易助火生热，化燥伤阴，而致肠道失于濡润，发生便秘，促发或加重脱肛。

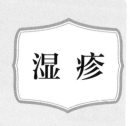

婴幼儿湿疹，民间又称为"奶癣"、"奶疮"、"胎毒"、"湿毒"等，是常见的婴幼儿皮肤疾病。不过父母不必着急，除了病情较重的要去医院治疗外，一般情况下只要在家精心护理就可治愈。

湿疹

症状

湿疹主要分布在面部、额部、眉毛、耳廓周围、面颊等部位，严重的可蔓延到全身，尤以皮肤皱褶处多发，比如肘窝、腋下等。宝宝通常在出生后一两个月内开始发病，一般在两岁左右自动缓解。每年10月初冬到次年春夏季节较为多发。

同是婴儿湿疹，表现却大相径庭。不同类型的湿疹，皮损表现不同，对药物治疗的反应不同，愈合的速度不同，患儿的感受也不同。下面就来说说婴幼儿湿疹常见的三种类型，即湿润型、干燥型和脂溢型。

◎**湿润型**。这种类型的湿疹，好发于较胖的宝宝。发病部位多是头顶、额部、两脸颊部，分布比较对称。仔细看一看，发生湿疹的部位，可见到红斑、小丘疹、小包，还常常有糜烂、结痂，总体看上去湿润，有液体渗出。

◎**干燥型**。常见于较瘦的、营养状况比较差的宝宝。主要皮损表现是皮肤发红，可见丘疹，有糠状鳞屑，看起来像是往下掉白皮似的，没有渗出，是干巴巴的样子。用手摸一摸，皮肤显得粗糙、发干。

◎**脂溢型**。好发于头皮、两眉间、眉弓上，有淡黄色、透明的脂溢性渗出。看起来油乎乎的，显得很脏，宝宝白净的小脸上长出这样的湿疹，显得很不协调。

了解病因

① 婴幼儿湿疹与婴幼儿本身的体质有一定的关系。由于宝宝皮肤角质层比较薄，毛细血管网丰富而且内皮含水比较多，对各种刺激因素较为敏感，容易发生变态反应；另外，消化功能紊乱的宝宝也爱长湿疹或皮疹，有的宝宝是因为对乳类过敏而长湿疹；而母乳、鱼、虾、蛋等食物，以及日光、湿热、干燥、搔抓、摩擦、化妆品等，也可能成为一些特殊体质宝宝的过敏原进而诱发湿疹。

② 湿疹与遗传也有一定的关系。父母任何一方小的时候长过湿疹，其宝宝也爱长湿疹；如果父母双方小的时候都长过湿疹，宝宝长湿疹的可能性就更大了；有的父母到了成年期还不断地长皮疹，皮肤很容易过敏，稍微不注意，就长过敏疹，属于敏感型的皮肤，那么，其宝宝不但爱长湿疹，而且还常常比较重，持续时间比较长，反反复复不易治愈。

护理方法

◎远离过敏原。食物、花粉、尘螨和动物的皮毛都可能是过敏原，宝宝接触可能会触发或加重湿疹，所以应远离。容易过敏的食物以海鲜之类发物为主，其次是豆科果实。牛奶、鸡蛋、芒果、桃子等食品也容易引起过敏，但是过敏也是根据个人体质而区别的。

◎当宝宝发病时，如果未断奶，妈妈应多吃些蔬菜、水果、豆制品和肉类的食物，少吃鱼、虾、蟹等水产品；如果宝宝吃的是配方奶粉，注意不要把宝宝喂得过饱，因为消化不良会使湿疹加重。

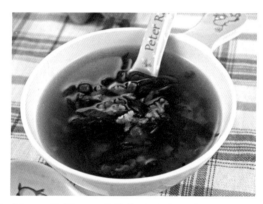

绿豆海带汤

材料 / 绿豆、海带丝、薏苡仁（薏米）各30克，鱼腥草15克。

调料 / 冰糖适量。

做法 /

❶ 鱼腥草用布包好。

❷ 将海带丝、鱼腥草与绿豆、薏米一起放入锅中，加水煎煮，待海带烂、绿豆开花时，取出鱼腥草。

❸ 加入冰糖调味后即可食用。

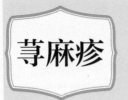

荨麻疹

荨麻疹俗称风团、风疹团、风疙瘩、风疹块（与风疹名称相似，但却非同一种疾病），是婴幼儿时期常见的皮肤病。引起荨麻疹的因素很多，病因较复杂，约3/4的患儿找不到病因，尤其是慢性荨麻疹。

症状

荨麻疹的症状表现为宝宝皮肤突然瘙痒，局部的瘙痒处很快会出现风疹块。风疹块扁平发红或是呈淡黄色或苍白的水肿性斑，边缘有红晕。风疹块往往在一两个小时或几小时内消失，最多1～2天内自然消失。风疹块消失后，皮肤恢复正常，有些有暂时的色素斑。风疹块的大小及数目不定，可出现于身体的各个部位，但经常出现于宝宝的眼睑、耳垂、鼻子等皮下组织较稀疏的地方。风疹块可引起剧痒、针刺或灼热感，病情严重的伴有头痛、全身发热等症状。

了解病因

引起宝宝患荨麻疹的常见原因有以下几个方面：

内因

宝宝具有遗传性过敏体质，或自身的血管神经免疫功能出现障碍。若吃进或吸入花粉、真菌、动物皮屑等过敏原，就易透过较薄的肠壁进入血液中。而宝宝的皮下毛细血管最为丰富，所以症状就立刻表现在皮肤上。另外，宝宝胃肠道系统不完善及免疫力不强，极易出现过敏反应。

外因

① **食物**。海鲜、鸡蛋、果汁、蔬菜、水果、零食都可成为过敏原。母乳喂养的宝宝，可能因为妈妈食用过这些食物出现荨麻疹；已断奶的宝宝可能因吃过这些食物而引起荨麻疹；也有些宝宝甚至仅仅接触了这些食物就会出现荨麻疹。

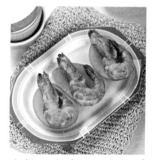

海鲜可能导致宝宝患荨麻疹，应慎食。

② **食品添加剂**。宝宝爱吃零食，零食中常常有防腐剂和添加剂，发酵粉、柠檬酸、鸡蛋和合成的食用色素常用的食物添加剂，宝宝食用后容易诱发荨麻疹。

③ **药物**。年龄稍大的宝宝开始对药物尤其对青霉素、磺胺类药物产生过敏而引起荨麻疹。另外，宝宝患病时妈妈擅自给宝宝用链霉素、阿司匹林、消炎通、痢特灵等也容易导致荨麻疹的发生。

④ **各种感染源**。宝宝免疫力低，容易受各种细菌和病毒的感染而患病，这些疾病可成为荨麻疹的诱发因

素，如咽炎、肠炎、上呼吸道感染等。

⑤ **寄生虫**。宝宝与花粉、粉尘、尘螨，及猫、狗的皮毛等接触后，均易发生过敏反应。

⑥ **其他因素**。温度的变化、精神紧张、室内的装修材料、某些疫苗的接种都是宝宝荨麻疹发病的原因。

护理方法

　　不要让宝宝食用辛辣刺激性的食物，应喂食易消化的食物并多饮水，以保持大便通畅。

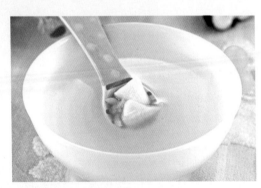

薏米荸荠汤

材料 / 生薏米5克，荸荠10枚。

做法 /

❶ 将荸荠去皮后切片备用。

❷ 将生薏米、荸荠片放入锅内，加入适量水煮成汤后即可食用。

功效 / 这套配餐为民间食疗配方，主要用于小儿荨麻疹等疾病，可有效缓解症状。

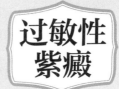

过敏性紫癜是以小血管炎为主要病变的系统性血管炎，多发生于2~8岁的宝宝，男宝宝居多。本病一年四季均可发生，以春秋季较多。

过敏性紫癜

症 状

◎**皮肤紫癜：**皮肤反复出现红色和紫色斑点，多见于小腿和脚上以及踝关节周围，臀部、手臂、面部也可发生。初起呈紫红色斑丘疹，高出皮面，压之不退色，数日后转为暗紫色，最终呈棕褐色而消退。皮肤紫癜一般在4~6周后消退，部分宝宝间隔数周、数月后又复发。

◎**胃肠道症状：**约有2/3的宝宝会出现脐周疼痛、呕吐，甚至便血、肠套叠等。

◎**关节症状：**约有1/3~2/3的宝宝还会出现膝、踝、肘、腕等关节红肿疼痛现象，活动受限。还有一部分宝宝有肾脏受损的临床症状，可为肉眼血尿或显微镜下血尿。

护理方法

◎**注意饮食调理。**宝宝饮食应为素食，食物中不要有鸡、鸭、鱼、肉等各种肉类。经过治疗，紫癜消失1个月后才可恢复动物蛋白质的饮食，注意含动物蛋白质的饮食要逐步添加。

◎**讲究饮食卫生。**宝宝饮食要卫生，不要喝生水，不要吃不洁净的瓜果蔬菜，以预防肠道寄生虫病。

萝卜土豆煲

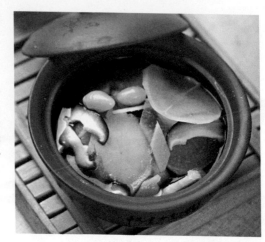

材料 / 白萝卜、土豆各100克，香菇、白果、姜片各适量。

调料 / 蚝油、酱油、盐、高汤各适量。

做法 /

❶ 白萝卜、土豆均去皮，洗净，切片；香菇洗净，切片。

❷ 白萝卜片入沸水中汆烫，捞出沥干。

❸ 油锅烧热，爆香姜片，继续下入所有材料，加入适量水，调入调料，大火煮开，然后改小火慢煮至入味即可。

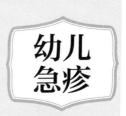

幼儿急疹是婴幼儿时期一种常见的急性发热性疾病，可通过唾液飞沫传播，冬春季节发病较多。患过此病的婴幼儿，一般不会再患第二次。从宝宝第7个月开始，父母就应该关注预防宝宝出疹，尤其是玫瑰疹。

症状

本病多发生于2岁以下的婴幼儿，潜伏期为10~15天。发病初1~2天白细胞增多，但后期白细胞减少，尤其中性粒细胞很低，而淋巴细胞增加，可高达70%~90%，无前期症状而突然高热，体温高达39~41℃。3~5天后体温骤降，同时皮肤出现淡红色粟粒大小斑丘疹，最先出现在躯干和颈部，以腰臀部较多，面部及四肢较少，少数皮疹融合成斑片。皮疹在24小时后出齐，再经过1~2天皮疹消退，不留痕迹。宝宝出疹时伴有烦躁、倦睡、咳嗽、流涕、眼发红、咽部充血、恶心、呕吐、腹泻等类似伤风的症状。

少数患儿在高热时可出现惊厥，但惊厥后神志清醒，精神食欲仍比较好，这是和其他发热性疾病的不同之处。

了解病因

经过医学研究发现，婴幼儿幼儿急疹大多数为人类疱疹病毒6型感染所致，少部分为疱疹病毒7型感染所致，也有人认为由柯萨奇病毒B₅引起，但缺少确切证据。

护理方法

◎因为导致幼儿急疹的病毒常常存在于成人的咽喉和唾液腺里，所以预防此病就要求父母避免用嘴咀嚼食物，然后再喂给宝宝吃。

◎要多给宝宝补充水分。补充水分可帮助排汗和排尿，加速毒素的排出，还可预防脱水。流质、半流质或易消化的食物比较适合现阶段的宝宝食用。还要适当进食含有B族维生素、维生素C的食物，有利于身体的恢复。

黄金蔬菜粥

材料/ 红薯200克，大米150克，芹菜叶适量。

调料/ 盐适量。

做法/

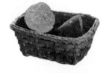

❶红薯洗净，去皮，切成小丁。大米洗干净，稍微浸泡一下。

❷芹菜叶洗净，切碎。

❸将大米和红薯一起放入锅中，加适量水煮成粥，

❹将红薯碾成泥状，投入碎芹菜叶。

❺熟透后放凉即可食用。

脂溢性皮炎

脂溢性皮炎是皮脂溢出部位的慢性炎症，婴幼儿脂溢性皮炎差不多都发生于出生后3个月内。这个时期正是婴儿产后皮脂腺功能活跃的阶段，如果宝宝出现脂溢性皮炎，父母应该细心护理，以免感染引发并发症。

症状

脂溢性皮炎的主要症状为皮肤红斑鳞屑性损害。损害通常自头部开始，常发部位为头顶、头部额缘、眉毛、耳后以及其他皮肤皱褶处，如鼻颊沟、颈部、腋部、腹股沟部、阴部、肛门等处。初起时为红色斑，表面覆盖油腻的鳞屑。头顶部的鳞屑为黄褐色且呈油腻性，其他部位则颜色较白，有的渗出结痂，稍有痒感，时发时愈。严重的脂溢性皮炎宝宝渗出液较多，面积也较大，容易继发感染，继发感染时有脓性分泌物。

了解病因

① **新陈代谢**：宝宝皮肤新陈代谢旺盛，会分泌出大量汗液和脂肪。其中脸部和头部的皮脂腺发达，分泌在皮肤表面的脂肪若不能及时被消除，分泌物与脱落的上皮细胞和外界灰尘等物质混合在一起在头部形成一层厚厚的黄色头垢，易诱发脂溢性皮炎的产生。

② **过敏所致**：有的宝宝由于对奶制品过敏，产生过敏反应，使头皮分泌液的量增加而导致脂溢性皮炎。

③ **其他原因**：脂溢性皮炎与体质、遗传因素和维生素B_2缺乏也有关。

护理方法

◎不要让宝宝吃太多富含脂肪和蛋白质的食物，少吃糖类食品，每天都应保证一定量的水果和蔬菜。

◎如果脂溢性皮炎是因为维生素B_2的缺乏而引起的，可以通过日常饮食的调理来补充维生素B_2，让宝宝多吃些小米、鸡蛋、乳类、肝、肾、鱼、花生、绿叶蔬菜等食物。

爱心点击

脂溢性皮炎和其他皮肤病的鉴别方法

◎**与湿疹的区别**：脂溢性皮炎与湿疹在临床上的表现十分相似，有些父母往往以为是湿疹而误用药。脂溢性皮炎与湿疹的不同之处在于，湿疹先在面颊部出现丘疹、红斑、小水泡，瘙痒明显，而脂溢性皮炎先在头顶部出现，呈油腻性，瘙痒感不明显。

◎**与尿布疹的区别**：尿布疹主要是由于尿液及尿布刺激臀部皮肤而发生的炎症，发病部位在臀部。尿布疹表现为出现边缘清楚的红斑，加重后出现丘疹、水泡。

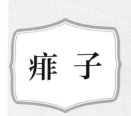

痱子是夏季最常见的皮肤急性炎症，各年龄段的人群均可发生，但在婴幼儿身上最为常见。身上长了痱子，刺痒难耐，宝宝容易出现烦躁的情绪，年龄较小的宝宝会哭闹不休，致使痱子更为严重。

症状

痱子多发生于前额、前胸、后背、颈部、肘窝、腋窝等皮肤褶皱部位，宝宝多发生于头部、前额等处。初起时皮肤发红，随后出现针头大小的红色丘疹或丘疱疹，严重时密集成片。生了痱子后，宝宝一般会出现剧痒、疼痛，有时还表现为阵发性。

临床上，痱子分为三种类型：

◎**红痱：**好发于肘窝、颈、胸背、腹部、面部、臀部，为圆而尖形的针头大小密集的丘疹或丘疱疹，有轻度红晕。皮疹密集出现时有刺痒及烧灼感，皮疹消退后有轻度脱屑。

◎**白痱：**在颈、躯干部发生很多针尖至针头大浅表性小水泡，壁极薄，微亮，内容清，无红晕。无自觉症状，轻擦后易破，干后有极薄的细小鳞屑。

◎**脓痱：**常发生于皱褶部位，如四肢屈侧和阴部，宝宝头颈部也常见。脓疱内常无菌，或为非致病性球菌，但溃破后易继发感染。

天气炎热或室内温度过高时，宝宝会出汗过多。汗液浸渍宝宝皮肤的角质层，再与灰尘等混合，会使汗腺导管口闭塞，排不出来的汗液使汗腺内压力增高而发生破裂，汗液渗入周围组织引起刺激，就会在汗孔处形成疱疹和丘疹，于是就出现了痱子。

护理方法

◎宝宝食物忌辛辣、油腻食物。

◎夏季可让宝宝喝些绿豆汤、金银花水等帮助解暑。

◎宝宝饮食宜清淡、营养。

◎让宝宝多喝凉白开水、菜水，多吃水果、蔬菜，以帮助降温。

雪梨葡萄汁

材料 / 雪梨1个，葡萄汁500毫升。

调料 / 苹果醋适量。

做法 /

❶ 先将雪梨清洗干净，去皮，备用。

❷ 锅置火上，将500毫升的葡萄汁倒入锅内，再把雪梨放进去煮10分钟，待梨煮软后即可关火。

❸ 待汤汁凉凉后可将雪梨取出，切片、去核。

❹ 再将梨片放入汤汁中浸泡片刻，倒入苹果醋，放入冰箱内冷藏3小时即可。

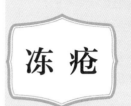

冻疮

冻疮是由于皮肤对寒冷过敏而导致发红、发痒的一种症状，主要发生在血液循环不良的肢体远端部位。寒冷的冬季如果小儿外出玩耍，皮肤保护不当，极易发生手足、耳廓、面部等暴露部位的冻疮。

症状

冻疮部位最初有刺痛麻木感，触之冷而僵硬，受热后有灼痒感，宝宝会因为胀痒而感到疼痛。皮肤出现红斑，渐转为紫色，重者伴有肿胀，并起水泡或大疱，疱破后糜烂或形成溃疡。冻疮具有一定的复发性，且愈合的速度较慢，一直持续到天气暖和后才能慢慢有所好转。痊愈后该处色素沉着或脱色。溃疡愈合处多形成瘢痕。

护理方法

让宝宝适当吃些热量高的食物，以增加身体内的热量，抵御寒冷。

爱心点击

宝宝患了冻疮要及时治疗，没有溃破时可在红肿部位涂抹些油膏或专门的冻疮膏及维生素E，并注意保暖。

传染性红斑

传染性红斑是发生于4~12岁儿童的以面部红斑为主的传染性发疹性疾病，也叫"五号病"，传染性不强，好发于春季。本病主要经呼吸道传播，并伴有三个阶段的皮疹。

症状

传染性红斑的主要特征是出现皮疹。

◎**第一阶段：**皮疹突发于脸颊和耳朵上，呈粉红色。

◎**第二阶段：**嘴周围变得苍白，面颊呈"拍红性面颊"，而且发热。严重者可见紫红色斑块，终止于鼻唇沟处。皮疹一般不累及额、口周、眼睑等处。

◎**第三阶段：**面颊部出疹1~2天后可蔓延至胸、背、四肢等处，边界不清楚。皮疹时隐时现，在温度较低的早晨，皮疹较隐伏；在午后或经风吹或运动后则较明显。这个阶段可持续4~14天，无明显全身症状，部分有淋巴结肿大。

了解病因

本病由一种叫做细小病毒B19的病毒引起，这种病毒会抑制骨髓生成红细胞。对于健康人来说，新的红细胞生成暂时停止并不会造成大问题，因为这一疾病通常会在血液中的大部分红细胞仍然存活时就痊愈了。但对于免疫力低的人群而言，这种病毒就会引起传染性红斑。

　　本病具有一定的传染性，传染源为患者和病毒携带者，主要是经唾液和鼻腔分泌物传播。

护理方法

◎给宝宝补充充足的水分，以帮助退热。

◎让宝宝养成良好的卫生习惯。饭前便后要洗手，不要用脏手拿东西吃，餐具、水杯等用品要专用。

甘薯姜糖水

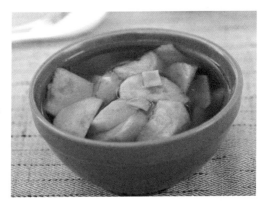

🍴 **材料** / 甘薯1个，姜片适量。

🍴 **调料** / 白糖适量。

✒ **做法** /

❶ 甘薯洗净后去皮，切成滚刀块。

❷ 锅置火上，加入适量清水，将姜片、甘薯块放入锅中，大火烧开后转小火煮软。

❸ 再加入白糖即可。

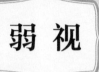

弱 视

弱视是指眼球没有明显的器质性病变、矫正视力小于1.0的情况。婴幼儿表述不清，无法将自己眼睛的情况及时告诉爸爸妈妈，所以常常延误治疗时机。弱视越早发现越好，最好在宝宝发育的关键期定期给宝宝做检查。

症 状

◎阳光不强烈时也要眯着眼看东西，好像对光线特别敏感。

◎经常擦眼睛，流眼泪。

◎眼睑肿胀，眼睛发红、肿痛、有眼屎。

◎在看书或电视时，经常把头侧向一边或凑得很近。

◎眼睛斜视，双眼不能协调活动。

◎有的宝宝表现为动作笨拙、行走蹒跚，学步较晚。

了解病因

导致婴幼儿弱视的原因很多，较常见的有：近视、散光、斜视、度数较高的远视、角膜混浊、先天性白内障、重度上眼睑下垂、新生儿视路出血以及先天性的视中枢发育不良等。

护理方法

多吃含有微量元素的食物。微量元素尤其是铜、锌等与视网膜的神经代谢关系密切，应让宝宝多吃些含有此类元素的食物，如瘦肉、动物肝脏、坚果等。

鸡肝肉泥

材料 / 鸡肝、猪瘦肉各50克。

调料 / 盐少许。

做法 /

❶ 鸡肝、猪瘦肉均洗净，去筋，用刀剁成肝泥、肉泥。

❷ 将鸡肝泥和猪瘦肉泥一起放入碗中，加入适量水和盐搅匀，上笼蒸熟即可。

爱心点击

早期发现弱视很重要

很多父母认为，弱视应等宝宝稍大些再治疗，这种认识是错误的。弱视在8岁以前是可治愈性的疾病，但如果没有及早地发现、治疗和纠正，就会导致单眼或双眼视力低下，严重影响双眼视力功能，导致整合消失，成为立体盲。所有宝宝都应在3岁左右详细检查视力，这是发现弱视的最佳方法。弱视的治疗与年龄有密切关系，年龄越小，治疗效果越好。研究表明：2岁以内为关键期，6～8岁以前为敏感期，超过12岁后治疗效果极差，如拖到16岁后再治疗，几乎就没有治愈的可能了。

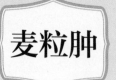

麦粒肿

麦粒肿又称为"针眼"、"偷针眼"、"眼睑炎"，是睫毛毛囊附近的脂腺或睑板腺的急性炎症，相当于皮肤的疖肿。麦粒肿是婴幼儿时期的常见眼病，一旦宝宝眼睛出现麦粒肿，父母应加强护理，以免出现并发症。

症状

根据感染部位的不同，麦粒肿又分为外麦粒肿和内麦粒肿两种。外麦粒肿是睫毛根部的皮脂腺或毛囊的急性化脓性炎症，内麦粒肿是眼睑里面睑板腺的急性化脓性炎症。外麦粒肿和内麦粒肿所表现出来的症状也有所差异。

◎**外麦粒肿：**宝宝表现为眼睑皮肤局部红肿、胀痛，触摸时能感到有一小硬结，按压疼痛明显。轻者可自行消退，重者数日后红肿部位出现小脓肿，并伴有耳前或颌下淋巴结肿大，出现恶寒、发热等症状。

◎**内麦粒肿：**由于内麦粒肿发生于睑板腺上，睑板腺为致密的纤维组织所包绕，部位较深，所以初起时肿胀程度较外麦粒肿轻，但疼痛较剧烈，炎症持续时间也长。几天后在睑结膜面会看到黄白色的脓点，患侧耳前淋巴结肿大，并有压痛。

一般情况下眼睑有防御外界病菌侵袭的能力。但是宝宝经常哭闹，经常用脏手或不洁之物擦眼、揉眼，细菌便乘虚而入。

引起麦粒肿的细菌多为金黄色葡萄球菌，所以麦粒肿多为化脓性炎症。宝宝患其他疾病或营养不良时，也容易引起麦粒肿。

护理方法

◎**饮食要营养均衡**。多让宝宝吃一些新鲜的时令蔬菜或水果。

◎**患病期间宝宝饮食宜清淡**。不要吃辛辣、油腻的食物，让宝宝多喝些温开水。

茄子西芹瘦肉汤

材料 / 茄子、猪瘦肉、西芹各150克，红枣4颗，姜片适量。

调料 / 盐适量。

做法 /

❶ 将西芹择洗干净，切段；红枣去核，洗净；茄子洗净，去皮，切块；猪瘦肉洗净，切片。

❷ 锅置火上，加适量清水，放入茄子块、西芹段、红枣、姜片、瘦肉片，大火煮沸后转中火煮1个小时。

❸ 锅内加盐调味，出锅即可。

泪囊炎

如果发现宝宝的眼睛总是水汪汪的，有时还会有眼屎，这是宝宝患了泪囊炎的缘故，要尽早治疗才好。如果长时间不治疗可导致结膜和角膜炎症，引起角膜溃疡，甚至发展为眼内炎症。

症状

泪囊炎一般表现为急性和慢性两种，以慢性最为常见。急性泪囊炎常是慢性泪囊炎的急性发作，是由于毒性强的细菌感染所致。

◎**急性泪囊炎的症状表现为**：泪囊部及周围有红、肿、热、痛，严重者可波及上、下眼睑及鼻梁。颌下和耳前淋巴结肿大，体温升高。数日后，泪囊部形成脓点而后破溃排出。

◎**慢性泪囊炎的症状表现为**：流泪，常伴发结膜炎、眼睑皮肤湿疹，泪囊部形成囊肿，隆起于皮下，内含大量黏液或脓性分泌物，用手挤压泪囊部可有大量分泌物自泪点溢出。

护理方法

宝宝的饮食宜清淡，不要吃辛辣刺激性的食物。母乳喂养的宝宝，妈妈应少食辛辣之物。

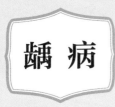

龋病

龋病（龋齿）俗称"虫牙"，是细菌在牙齿的间隙以及窝沟处大量的繁殖、积存和发展壮大的过程中，逐渐使牙齿破坏、崩解的一种感染性疾病。预防婴幼儿龋齿很关键，一旦发现宝宝龋齿，应立即治疗，不可拖延。

症状

龋齿初期没有明显的症状，但观察牙齿时，会看到牙釉质表面有小的斑点，像粉笔样的颜色或者黄褐色。随着病情的发展，光滑的表面变得粗糙，后牙咬合面的小沟裂发黑、加深。

当病变达到牙本质的浅层时，宝宝开始对冷、热、酸、甜的食物比较敏感，但漱口后，将刺激性的食物冲洗干净，酸痛的症状就立即消除。牙本质的龋坏也可能停止进行，如有时可发现磨牙咬合面上的龋洞，洞底的牙本质坚硬、光滑，只是颜色变为褐色，这叫做停止性龋齿。这类龋齿表面看起来无发展，但病情却在龋洞内发展。随着病情的逐步加深，龋坏达到牙本质的深层，牙齿破坏很深，有的可能达到牙神经。宝宝此时对冷热的刺激特别敏感，特别是遇到冷的刺激会引起剧烈的牙痛。当较硬的食物碎块嵌入深龋洞，也会发生比较剧烈的疼痛。

龋齿的危害很大，如果不及时治疗，可能累及邻近的牙齿。因此，父母要常带宝宝检查牙齿，一旦发现龋齿，应及早治疗。

了解病因

　　龋齿是由多方面原因引起的，主要包括：细菌、饮食不均和牙齿缺陷，三者相互作用引起龋齿。

① **细菌**：引起龋齿的细菌称为致龋菌。致龋菌主要是一些能产酸的细菌，包括变形链球菌和乳酸杆菌。这些细菌与唾液中的黏蛋白和食物残屑混合在一起，牢固地黏附在牙齿表面和窝沟中，形成牙菌斑，菌斑中的大量细菌产酸，造成菌斑下面的牙釉质表面脱钙、溶解。

② **饮食不均**：食物中精制的碳水化合物，特别是过多的蔗糖，同时缺乏钙、磷、维生素D、维生素A、B族维生素皆可使龋齿的发病率增高。

③ **牙齿缺陷**：牙齿本身的缺陷，如咬合面深的窝、沟，这些深窝沟容易滞留食物残屑，诱发龋齿。除此之外，牙齿釉质中含的氟磷灰石过低或钙化不足等均可导致抗龋力的降低。

护理方法

◎少食糖食和含糖饮料，避免摄入高浓度的天然含糖食物，如蜜、糖浆、干果等；禁止在吃饭前吃甜食或喝甜饮料，睡前与两餐间不要频繁进食可发酵的糖类食物。

◎龋齿的发生除了与食物中蔗糖过多有关外，饮食的作用也不可忽视。要多给宝宝吃些富含纤维素的蔬菜，这不仅能磨练牙齿，而且粗的纤维还会像毛刷一样起到洁齿的作用，这类蔬菜有油菜、洋葱、菠菜、白菜、芹菜等。除此之外，还应让宝宝多吃些含钙高的食物，如蛋黄、豆类、牛奶等。同时，食物中的磷也是构成牙齿的主要原料，因此要适量吃些瘦肉、肝脏和鱼等。

◎吃流质或半流质食物。为宝宝治疗龋齿期间，应以流质或半流质食物为主，以免咀嚼硬食时使牙洞扩大或使牙洞塞得过紧。吃过食物后要及时漱口。

爱心点击

宝宝正确刷牙才可防龋

让宝宝正确刷牙，首先应选择合适的牙刷。选择头小、孔距适当、刷毛硬度合适、不伤牙床的儿童牙刷，可用防龋牙膏。

正确的刷牙方法为：牙刷要与牙龈平行刷动。横刷虽能刷净牙齿表面，却刷不到内面、凹面及牙缝，还容易使牙龈受伤引起红肿及出血。合理的刷牙方式要顺刷，即"上牙由上往下刷，下牙由下往上刷""里里外外都刷到"。当有轻微的食物嵌塞时，用坚刷法或用温水漱口即可消除。这样就可把牙缝和各个牙面的食物残渣刷洗干净，另外，刷牙后要漱口。

口角炎

口角炎就是人们经常所说的"烂嘴角"，是上下唇联合处发生的各种炎症。此病在婴幼儿时期多发，大多发生在北方干燥地区的冬春季节。

症状

口角炎表现为两边口角呈黄白色。严重时表现为潮红、起疱，发生乳白色糜烂、裂口、结痂等，还伴有烧灼和疼痛感，吃饭、说话都受影响。

了解病因

① **营养不良：** 主要由维生素B_2缺乏、营养不良引起，也可以继发于糖尿病、贫血、免疫功能异常等全身慢性疾病。

② **感染：** 主要由病毒、细菌、真菌等感染引起，其中白色念珠菌、金黄色葡萄球菌、链球菌是常见的微生物感染。

③ **接触：** 由于接触过敏物质所引起，发生过敏反应。如某些唇膏、油膏、香脂等化妆品。

护理方法

宝宝饮食不要过于精细，注意多吃些新鲜的蔬菜、水果，以及蛋黄、猪肝、牛奶等含核黄素多的食物，以防体内核黄素缺乏。

中耳炎就是中耳发炎，是宝宝发生耳痛的一种常见病因。中耳炎如果不及时治疗可导致听力障碍。宝宝年龄太小，无法表述清楚自己耳部的病症，父母一定要注意多观察宝宝，做到早发现、早治疗。

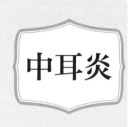

中耳炎

症 状

宝宝中耳炎主要表现为耳痛、耳鸣、听力下降和耳道流脓等，大致可分为四个阶段。

◎**第一阶段**：咽鼓管阻塞期，表现为精神委靡、胃口差，出现耳鸣、耳内不适等，影响宝宝的日常睡眠和活动。

◎**第二阶段**：化脓前期，表现为发热，体温可达39℃～40℃，患儿哭闹不安、听力下降和耳痛，同时伴有恶心、腹泻等消化道症状，类似感冒或肠炎。

◎**第三阶段**：化脓期，表现为发热、拒食，严重者面色发灰，听力下降，耳痛向四面放射。

◎**第四阶段**：消散期，一般在患病4～5天后，宝宝的体温下降，耳痛消失，可以入睡。但鼓膜破溃，脓液从耳道流出，耳鸣和听力下降仍存在。

了解病因

① 宝宝耳朵内部尚未发育完全时，很容易给细菌可

乘之机。

②宝宝营养不良、受凉，或患有肾炎、结核、心脏病时，也容易诱发中耳炎。

③宝宝平躺吃奶，若乳汁流入耳中，很容易诱发中耳炎。

④如果宝宝患有败血症及脓毒血症，细菌易通过血液循环侵入中耳，引发中耳炎。

护理方法

宝宝的饮食要以清淡、容易消化、营养丰富为原则，多吃新鲜蔬菜和水果，不要吃辛辣刺激的食物，如酒、葱、蒜等，以防热毒内攻；平时可以让宝宝多吃一点清火败毒的食物，如金银花露、绿豆汤等。

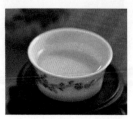

宝宝常喝点金银花露对口角炎有不错的治疗效果。

海带白菜汤

材料/ 胡萝卜1/4根，海带25克，嫩白菜叶1张。

做法/

① 海带放入清水中浸泡30分钟，洗净后切成细丝。

② 胡萝卜、白菜叶煮熟，切丁。

③ 锅置火上，加适量清水，放入海带丝煮至软烂。

④ 加入胡萝卜丁和白菜叶，再次煮沸即成。

鼻出血在婴幼儿中比较常见，一年四季都可能发生，尤其是秋冬干燥的季节。父母如果发现宝宝鼻腔出血，不要惊慌，首先要学会一些基本的止血方法和护理知识帮宝宝止血，然后彻底查清鼻出血的原因所在。

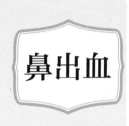

鼻出血

了解病因

① **外伤：** 宝宝跌倒撞伤鼻部出血，挖鼻引起鼻前庭糜烂、中隔前部黏膜糜烂则以渗血为多。

② **鼻腔异物：** 宝宝把玩是、纸团、果皮、瓜子等塞入鼻腔继发感染，引起黏膜糜烂而出血。

③ **发热：** 发热尤其是上呼吸道感染发热，鼻黏膜干燥、微血管破裂易出血。

④ **鼻腔炎症：** 分泌物积聚在鼻腔、鼻前庭，引起痒、干痛等不适，因宝宝不会揩鼻涕，经常用手挖鼻所致。

⑤ **血液病：** 以白血病、血小板减少、血友病、再生障碍性贫血为多见。

⑥ **风湿热：** 风湿热也会引发鼻出血。

护理方法

教育宝宝不要偏食，多吃些新鲜的蔬菜和水果，保证每天的饮水量。

过敏性鼻炎

过敏性鼻炎大多发生在冬秋季节。因为冬季气候寒冷、空气干燥，宝宝处在生长发育期，免疫机制还不完善，抵抗力相对较低，极易患上过敏性鼻炎。如不及时治疗，还会引发鼻窦炎、腺样体炎、顽固性头痛等并发症。

症状

过敏性鼻炎的主要症状是流清涕、鼻塞、鼻痒、打喷嚏，作鼻腔检查时，经常可以发现鼻黏膜出现肿胀。有的还可出现眼部发痒、结膜充血、耳痒、咽部痒、嗅觉减退、哮喘等伴随症状。病情严重的宝宝，甚至睡眠、日间活动、运动、学习都会受到影响。过敏性鼻炎可能季节性发作，也可能常年存在。

了解病因

① **家族遗传**：过敏性鼻炎是人体对某种物质的病态反应在鼻部的表现，是多种免疫活性细胞和细胞因子参与的鼻黏膜的慢性炎症反应。此病与遗传因素有关。若患者遗传有过敏体质，那么在接触过敏原后便极有可能引发过敏性鼻炎。

② **接触过敏原**：如果宝宝对某些物质有过敏反应，如尘埃、花粉、螨虫、动物皮毛、烟雾、冷空气，以及牛奶、鱼、虾、牛肉、羊肉等，那么在接触到这些

物质后便容易诱发过敏性鼻炎。随着大气污染程度的加深，原来不是过敏性体质的宝宝由于身体免疫系统还未健全，也有可能演变成过敏性体质。

③ **患有哮喘病**：有哮喘病史或过敏性鼻炎家族史的宝宝，发生过敏性鼻炎的风险较普通人群高出2～6倍，发生哮喘的风险高出3～4倍。多数宝宝先是出现鼻炎，而后发生哮喘；少部分宝宝先有哮喘，然后出现鼻炎，或是二者同时发生。可见过敏性鼻炎和哮喘病具有明显的相关性。如果宝宝患有哮喘病，那么父母就要多注意了。

护理方法

◎患病期间饮食宜清淡，最好不要吃鱼虾、鸡蛋、牛奶、贝类海鲜等易过敏性食物，因为这些食物可能加重过敏性鼻炎症状。

◎让宝宝少吃辛辣、油腻食物及海鲜，多给宝宝吃些新鲜的蔬菜和水果，此外，还应多给宝宝喝白开水。

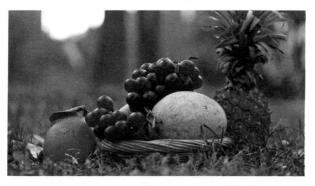

佝偻病

佝偻病最常见于6个月~2岁的婴幼儿，尤其是1岁以内的婴儿。这一阶段的宝宝生长发育快，维生素D及钙、磷需求多，故更易患佝偻病。佝偻病发病缓慢，不容易引起重视。但佝偻病后果严重，可使宝宝抵抗力降低，影响宝宝生长发育。

症状

◎大多数2~3个月的佝偻病婴儿，开始出现神经、精神症状，如多汗、易惊、夜睡不安、易哭闹，此时头部可见枕秃，但没有骨骼的变化，若治疗不及时则可出现骨骼的畸形。

◎3~6个月时头部可有颅软化。

◎5~9个月方颅，前囟门增大，且闭合晚，出牙晚。

◎10个月仍没出牙，严重的可见鸡胸、漏斗胸等。

◎1岁以后严重者可出现腿的畸形，即X型或O型腿，也可有脊柱侧弯、骨盆的畸形，同时可有肌肉的松弛。常见佝偻病的孩子有腹部膨隆，即俗话说的"蛙腹"。如果此时检查血钙、磷均降低，碱性磷酸酶升高，X片有明显的变化，若及时治疗症状可完全消失，骨骼的畸形可逐渐恢复，血钙磷恢复正常。

◎3~4岁以后仍有骨骼的畸形而无血液钙磷的异常变化，说明是后遗症期，此期再治疗也不能使畸形的骨骼恢复。而后若加强锻炼，如扩胸、仰卧抬头等运动，有助于骨骼的恢复及畸形的矫正。

◎若4岁以后可能有严重下肢畸形，需手术矫正。

了解病因

① 早发性佝偻病的根本原因是准妈妈在怀孕期间没有获得足够的维生素D，同时伴有钙元素的缺乏。由于胎儿体内这两种营养物质供应不足，进一步造成钙磷代谢紊乱、骨形成障碍和骨样组织钙化不良等病理变化。

② 维生素D的不足是引起小儿佝偻病最常见的原因，因为钙的吸收需要活性维生素D的参与，单纯补钙的吸收率很低。

③ 钙磷摄入不足。骨骼的主要成分是钙和磷，长期磷不足会影响骨骼的发育，出现畸形。食物中钙磷含量少或比例不合适，也会造成钙磷吸收不足。

④ 宝宝生长发育迅速时期需要补钙及维生素D，若补充不及时，同样可引起佝偻病。

⑤ 某些药物会影响维生素D的吸收，如患癫痫的宝宝服用苯妥英钠、鲁米那等药物，都会影响维生素D的吸收，所以在服用此类药物时必须及时给宝宝补充维生素D。

⑥ 体弱多病，经常腹泻、呼吸道感染等也会影响钙及维生素D的吸收，造成佝偻病。

虾皮豆腐

🦐 **材料** / 虾皮、豆腐各适量。

🍴 **调料** / 盐、香油各少许。

🥄 **做法** /

❶ 豆腐切小块。

❷ 虾皮入锅，加半碗水煮沸，再将豆腐块入锅，煮沸约10分钟。

❸ 放少许盐和香油调味，即可出锅。

猕猴桃炒虾仁

🦐 **材料** / 虾仁300克，鸡蛋1个，猕猴桃100克，胡萝卜丁20克。

🍴 **调料** / 盐、淀粉各适量。

🥄 **做法** /

❶ 虾仁洗净；鸡蛋打散，加入少许盐、淀粉拌匀；猕猴桃剥皮，切成丁。

❷ 油烧热，放入虾仁炒熟，然后加入胡萝卜丁、猕猴桃丁翻炒均匀，浇入拌好的蛋液炒熟，加盐即可。

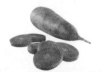 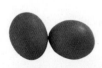 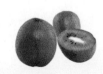

夜盲症俗称"鸡蒙眼"、"雀蒙眼"，是指宝宝在夜间视力极差，在黑暗中不能看到物体。临床上引起夜盲症的疾病很多，但最常见的是由维生素A缺乏所引起的，多见于5岁以下的宝宝。

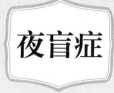

夜盲症

症状

婴幼儿夜盲症初起时表现为眼泪较少，眼部发干不适，经常眨眼，有时畏光；球结膜和角膜表面逐渐失去光泽，稍作暴露即易干燥；球结膜失去原有弹性，眼球转动时出现褶皱；近角膜缘的外侧（内侧较少）出现结膜干燥斑。较大宝宝的球结膜可有棕色色素沉着，进而发生角膜软化，变混浊，形成溃疡，可伴有前房积脓，治愈后可遗留白翳；严重者可发生角膜穿孔、虹膜脱出、角膜葡萄肿，甚至完全失明。

了解病因

① 哺乳期母乳缺乏、宝宝身体增长较快、营养摄入不足而致维生素A严重缺乏。

② 长期以淀粉食物、脱脂乳及豆类喂养的宝宝，体内维生素A缺乏；体内锌缺乏也可影响维生素A的利用而致病。

③ 宝宝若患麻疹、肺炎、结核病，常常由于疾病的

消耗而导致维生素A缺乏。

④ 宝宝患有消化系统疾病时，会阻碍脂溶性维生素的吸收，而维生素A就是一种脂溶性维生素，由此引起维生素A的缺乏，容易导致夜盲症的发生。

⑤ 由于后天性疾病或眼病所致，如糖尿病、肝病、甲亢、高血压、动脉硬化性视网膜病变、进行性青光眼、高度近视、视神经萎缩、视神经炎、视网膜静脉周围炎等病症，都可诱发夜盲症。

护理方法

应及时添加含有维生素A 的食物，如胡萝卜、动物肝脏、菠菜、南瓜、西红柿等。及时预防由于维生素A缺乏而引起的视网膜杆状细胞合成视紫红质原料不足，就可以避免此种夜盲症的发生。

蔬菜蒸蛋黄

材料/ 熟鸡蛋黄40克，菠菜25克，胡萝卜20克。

调料/ 高汤适量。

做法/

❶ 鸡蛋黄碾碎末；胡萝卜、菠菜分别择洗干净，余烫后切成碎末。

❷ 将蛋黄碎末与高汤混合调匀，放入蒸笼中蒸3～4分钟。

❸ 将胡萝卜末和菠菜末撒在蒸好的蛋黄上即可。

贫血分为多种，其中缺铁性贫血是宝宝的常见疾病，缺铁性贫血是由某种原因影响铁质的摄入或对铁的吸收减少造成体内铁储存不足、血红蛋白合成减少而导致的。贫血严重影响宝宝的生长发育，所以父母必须认真对待。

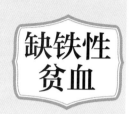

症 状

宝宝患上了缺铁性贫血，通常就会有如下症状：

◎最早表现是厌食、体重停止增长或下降。

◎大脑对缺铁极为敏感，所以当宝宝患上缺铁性贫血后，会出现表情呆滞、易激动、好哭闹、对周围事物不感兴趣等症状，失去宝宝应有的活泼天性；严重者还会反应迟钝，注意力、记忆力都比健康宝宝差，智商降低。

◎缺铁会损害免疫系统，使宝宝容易生病并且不易治好。

◎缺铁会引起宝宝体内组织缺氧，导致宝宝出现呼吸困难、脸色苍白和头晕等症状。

了解病因

① **铁元素的需求量增加**：宝宝在成长过程中，身体需要很多的营养。虽然母乳是宝宝最好的食粮，但宝宝在一天天长大的同时，身体对各种营养的需求也越

来越大，成长越快的宝宝对铁的需求也越多。

② **铁的储备不足：**宝宝出生不久，从妈妈身体里带来的铁质基本上用光了。妈妈在孕期，尤其是怀孕的最后3个月，如果铁质摄入充足，就可把足够的铁贮存在胎宝宝的肝内。这样，宝宝出生时会从母体里带来丰富的铁。若妈妈摄入量不足，那么宝宝长到4个月时，从母体里带来的铁几乎快用光了，即使是母乳喂养的宝宝也是这样。早产儿、出生体重轻及双胞胎的宝宝，体内的铁储存量更少，更容易发生缺铁性贫血。

③ **铁的补充不及时：**宝宝4个月时，妈妈未及时给添加富含铁的辅食，就会引发缺铁性贫血。在我国，大多数出生后很健康的宝宝，到了6个月后就会发生缺铁性贫血。这个现象与喂养密切相关，如果在宝宝4个月时，妈妈开始给宝宝添加富含铁的辅食，如蛋黄等，就可使宝宝体内的铁得到补充，不影响血红蛋白的合成，避免发生缺铁性贫血。

④ **铁的吸收有障碍：**长期腹泻、消化道畸形或肠吸收不良等情况均会引起铁的吸收障碍，从而导致缺铁性贫血。

⑤ **铁的丢失或消耗过多：**正常的宝宝每天排出的铁相对成人较多，此外由于钩虫病等也可引起肠道失血而丢失铁；若长期反复患感染性疾病，也会因铁消耗增多而引起缺铁性贫血。

◎在烹制宝宝食物时，尽可能使用铁锅铁铲。铁制炊具在烹饪时会产生细小的铁屑溶于食物当中，形成可溶性铁盐，易于铁在肠道的吸收。

◎多数宝宝患上此病的原因是饮食不当，故必须改善饮食，合理喂养。有些轻症患儿仅凭改善饮食即可治愈。在改善饮食时，首先应根据宝宝的年龄给以适合的食物。由于患儿消化能力较差，更换和添加辅食必须小心。一般在药物治疗开始数天后，临床症状好转才可以添加辅食，以免由于增加食物过急而造成消化不良；同时应注意宝宝必须纠正偏食的坏习惯，给予富含铁质、维生素C和蛋白质的食物；对于因服用大量鲜牛奶而致缺铁的患儿，应将牛奶的量减至每日500毫升以下，或改用奶粉、蒸发奶或代乳粉。

糖水樱桃

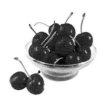

🍴**材料** / 成熟樱桃100克。

🍴**调料** / 绵白糖3小匙。

🥄**做法** /

❶ 将樱桃洗净，去蒂、核，放入锅内，加入绵白糖及50克水，用小火煮15分钟左右，煮烂备用。

❷ 将锅中的樱桃搅烂，倒入小杯内，晾温后喂食。

儿童高铅血症

宝宝因通气量大，吸入空气中的铅相对较多；肠壁通透性大，吸收率高，血-脑脊液屏障不健全，软组织和血液中含铅比例相对较高等因素，更容易发生铅中毒。高铅血症严重危害宝宝身体健康，应及早发现、及早治疗。

症状

宝宝铅中毒主要表现为好动、注意力不集中、兴奋、睡眠差、食欲不振、尿频遗尿、脾气急躁、喜怒无常、贫血等，有的宝宝会经常打人、咬人，甚至听觉和语言表达能力差。

宝宝长期血铅高，可引起慢性肾炎、肾性高血压和肾功能不全的症状，还可引起心肌的损害，免疫功能下降，易反复感染。

护理方法

◎**注意饮食习惯**：少食含铅较高的食物，如皮蛋、爆米花等；勿从街边地摊上购买价廉质次、色彩过分鲜艳的陶瓷餐具；定时进食，以免空腹使肠道铅吸收率成倍增加；保证宝宝的饮食中含有足量的钙、铁和锌等，以免因缺乏有益营养素而造成铅吸收量增加。

◎**注意饮水的质量**：有些地方使用的自来水管道材料

中含铅量较高，因此，每天早上用自来水时，应将水龙头打开1分钟左右，让前一晚囤积于管道中、可能遭到铅污染的水放掉，且不可将放掉的自来水用来烹食和为宝宝调奶。

薏米黑豆浆

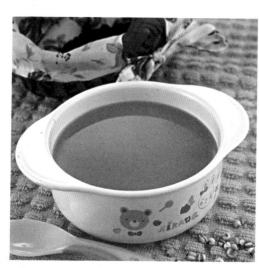

材料 / 黑豆110克，薏米50克。

调料 / 细砂糖2小匙。

做法 /

❶ 薏米和黑豆分别洗净，用适量水浸泡约4小时，洗净后沥干。

❷ 薏米放入电饭锅，加入适量水煮成米饭备用。

❸ 将薏米饭和黑豆放入果汁机内，加入水搅打出纯净的生浆，再倒入锅中，加入细砂糖煮至糖溶解即可。

儿童肥胖

过多的脂肪不仅对机体是一个沉重的负担，而且与高血压、糖尿病、动脉粥样硬化、冠心病、肝胆疾病及其他一系列代谢性疾病密切相关。患有肥胖症的宝宝通常不好动，有自卑感，性情较孤僻。

婴幼儿肥胖的评定标准

判断宝宝是否超重一定要对照同性别宝宝身高体重的正常标准。通常，可采用计算体重指数BMI法来测量宝宝的体重是否属于正常范围。这是近年来世界各国正在采用的一种新的标准。具体公式如下：

体重指数（BMI）=体重（千克）/身高（米）的平方

BMI体重指数参照表					
年龄	BMI值				
	正常	超重	轻度肥胖	中度肥胖	重度肥胖
低于6岁	15~18	18~20	20~22	22~25	25以上
6~11岁	16~19	19~21	21~23	23~27	27以上

注意事项：测量身高时，要脱去宝宝的鞋帽、袜子。3岁以下的宝宝可以躺着测量，但膝关节一定要伸直，头部要有人用手扶定；3岁以上的宝宝可站立测量，测量时两脚并拢并直立靠墙，脑后部、肩、

282

臀、足跟要成直线。另外，家里最好常备一个电子体重秤，以帮助妈妈按照以上方法，计算出宝宝的体重是否正常，并及时采取行之有效的改善方法。

护理方法

◎**饮食均衡、合理：**饮食均衡是指合理搭配宝宝的食物，包括瘦肉、鱼、虾、禽、蛋等动物蛋白以及各种蔬菜、水果和奶制品等。食物的种类要丰富，而且比例要合理。避免让宝宝摄取过多的饮料、零食，尤其是甜点、糖果、干果、奶油、油炸食品等高热量食物，也不要总以这些食品作为对宝宝的奖励，特别是晚餐后不要再让宝宝吃零食；每次进餐时先吃蔬菜、水果，然后喝汤，最后再吃主食；给宝宝吃的食物宜采用蒸、煮或凉拌的方式烹调，减少容易消化吸收的碳水化合物（如蔗糖）的摄入。

◎**养成良好的吃饭习惯：**吃饭时不要让宝宝拖得时间太长或速度过快，必须限定宝宝吃饭的时间，忌过快或过慢；不要让宝宝有饥饿感，以免宝宝因饥饿而过多过快地摄入食物；不要让宝宝餐后立刻就去睡觉，最好先让宝宝玩一会儿。

◎**勿乱食补品：**如没有特殊情况，一般不建议给宝宝服用补品。如果已经导致宝宝肥胖，应立即停止服用。家长要注意，补充微量元素及维生素前应先到医院进行专业的测定，并遵医嘱给宝宝补充。

海带燕麦粥

材料 / 燕麦、大米、小米各20克，海带、西红柿、小白菜各适量。

调料 / 盐、香油各少许。

做法 /

① 海带、小白菜洗净，煮熟，切碎；西红柿洗净，切丁。

② 加入燕麦、大米、小米和适量清水，煮成粥。

③ 然后加入海带、小白菜和西红柿丁，煮开。

④ 至西红柿熟后，再调入少量盐、香油即可。

玉米菜叶牛奶糊

材料 / 无糖玉米片4大匙，圆白菜叶20克，牛奶5大匙。

做法 /

① 圆白菜叶洗净，氽烫至透，沥干后磨成泥状；牛奶加热至温热。

② 将无糖玉米片捏碎成小碎片，倒入大碗中，再倒入温热牛奶，加入圆白菜叶拌匀即可。

功效 / 玉米、圆白菜均富含膳食纤维，能增强宝宝的饱腹感，因此有助于很好地控制宝宝的进食量。

营养不良是一种慢性营养缺乏症，大多因能量和蛋白质摄入不足而引起。父母应了解宝宝营养不良的典型症状，及时发现异常情况，并采用相应的措施，将宝宝营养不良的状况扼制在"萌芽"状态。

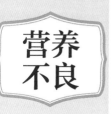

症状

营养不良的初期症状表现为体重不增加，之后是体重开始下降，皮下脂肪逐渐减少。脂肪减少首先是腹部的皮下脂肪，其次是躯干、臀部、四肢，最后是面颊部的皮下脂肪。

营养不良严重时，表现为宝宝皮下脂肪消失，额头出现皱纹似老头样子，身高明显低于正常宝宝，食欲低下，精神萎靡，皮肤苍白、干燥、没有弹性，肌肉萎缩，运动发育落后，智力发育低下等，并且可能因血清中蛋白含量降低而出现水肿。

了解病因

营养不良可能是喂养不当所致，也可能是继发于其他疾病，因患病时食量减少，代谢增加，消耗增加，从可造成营养物质的消化、吸收、利用发生障碍。

另外，先天畸形如唇裂、胃的出口处（幽门）狭窄等，均可因喂养困难而造成营养不良。

护理方法

◎**护理与饮食疗法极为重要**。营养物质既要符合宝宝需要又要适合其消化能力；食物种类不宜变换过快，应由少到多、由简单到复杂地逐步添加，保证一切食物新鲜和卫生；要耐心地喂宝宝。

◎**适当增加宝宝牛奶的饮用量**。牛奶中含有丰富的钙、维生素D等，包括人体生长发育所需的全部氨基酸，消化率可高达98%，2岁以前的宝宝通过喝配方奶可获得牛奶中的营养。

另外，宝宝营养不良往往会出现一系列征兆，如情绪、行为异常等就是一种信号。父母不妨通过观察宝宝的情绪来调整饮食、培养宝宝良好的饮食习惯，从而预防营养不良的发生。

◎如果宝宝长期情绪多变，爱激动、吵闹或脾气暴躁等，应考虑甜食摄入过多。这时父母应限制宝宝糖的摄入量，平衡宝宝饮食。

◎如果宝宝经常沉默寡言、反应迟钝，可能是体内缺乏蛋白质和维生素等营养素。此时父母应多给宝宝吃鱼类、肉类、奶制品等高蛋白食物，同时多给宝宝吃些富含维生素的蔬菜水果。

◎如果宝宝经常忧虑、不安、健忘，则可能是缺乏B族维生素。父母可适当在饮食中补充些粗粮、蛋黄、奶制品、土豆、猪肝、核桃仁等富含B族维生素的食品。

◎如果宝宝夜间常手脚抽筋、磨牙，常感头晕目眩或气虚，则多为缺钙、缺铁的表现。应让宝宝多吃些富含钙、铁的食物，如奶制品、鱼松、虾皮、海带等。

◎如果宝宝有异食癖倾向，则可能是缺锌、锰等微量元素所致。父母应让宝宝多吃些富含锌、锰的禽类及牡蛎等海产品。

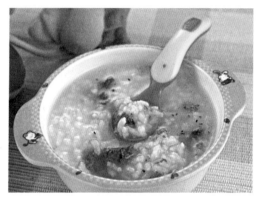

鸡肝芝麻粥

材料/ 大米100克，鸡肝、鸡架汤各15克，熟芝麻少许。

做法/

① 鸡肝放入水中稍煮，除去血污，再换水煮10分钟，捞起，碗内研碎。

② 锅内倒入鸡架汤，加入研碎的鸡肝，煮成糊状。

③ 锅中加水，放入大米，煮成粥；鸡肝糊加入大米粥中，放入熟芝麻，搅匀，即成。

功效/ 鸡肝芝麻粥营养十分丰富，含有蛋白质、铁、钙、磷、锌及维生素A、维生素B$_1$、维生素B$_2$和尼克酸等多种营养素。

冰箱综合征是指食用冰箱内的食物后，引起的胃肠道疾病，常见的有胃炎和肠炎。冰箱综合征一年四季均可发病，但夏季尤为多见。夏季宝宝偏爱冷食、冷饮，如果不加以控制，极易诱发此病。

症状及病因

◎ **冰箱头痛**：刚从冰箱取出的食品，若快速进食，可刺激口腔黏膜，反射性地引起头部血管痉挛，宝宝会发生头晕、头痛、恶心等一系列症状。

◎ **冰箱肺炎**：熟饭菜、水果等食物极易被耶尔森菌污染，而黑曲霉菌、黄曲霉菌等有害真菌，也极易污染冰箱环境，导致食物受到污染。这些细菌都具有耐寒性，在冰箱冷藏室内也会快速生长、繁殖。如果不注意冰箱的清洁，冷冻机的排气口和蒸发器处就会藏有大量细菌，进而污染食物，甚至还会随尘埃散布至空气中。宝宝，尤其是过敏体质的宝宝，在吃下含有真菌的食物或吸入带菌的空气后，极易引发咳嗽、发热、胸闷、气喘等。

◎ **冰箱胃炎**：有些宝宝在夏季偏爱吃冷食，从冰箱中拿出食物即食，会导致胃肠受到强烈的低温刺激，血管会骤然收缩变细，血流量减少，胃肠道消化液停止分泌，进而诱发上腹绞痛和呕吐等症状。

◎**冰箱肠炎**：食物放入冰箱内虽能抑制多数细菌的生长和繁殖，但有些嗜冷菌和霉菌在低温下仍可继续生长。如果食物在冰箱中变质或带有嗜冷菌的食物未被加热处理，宝宝吃下后会引发炎症，出现腹痛、腹泻等症状。

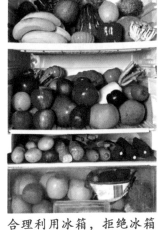

合理利用冰箱，拒绝冰箱综合征。

护理方法

◎冰箱内的食物生熟要分开，生的最好放在下层，熟食也要加热后才能食用。

◎食物在冰箱内存放的时间不宜过长，肉类生品冷藏时间不宜超过2天，瓜果蔬菜不宜超过5天。

◎一些食物不宜放在冰箱中，如黄瓜、青椒、香蕉、荔枝、木瓜等，这些食物放入冰箱中，容易出现"冻伤"或变黑、变味。

◎冰箱内存放的食物不宜过满、过紧，要留有空隙，以利于冷空气对流。而且尽量减少开门次数、缩短开门时间。

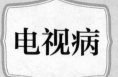

电视病

儿童电视节目丰富多彩，给宝宝带来欢乐的同时，还开阔了他们的眼界。然而不少宝宝对电视的依恋和钟爱胜似亲人，他们不但白天看，晚上还看，甚至吃饭时也看，以致于越来越多的儿童患上了"电视病"。

症状及危害

◎**电视颈**。有些宝宝看电视时不注意姿势，歪躺在沙发和床上，或伸颈抬头。由于头颈部长时间保持这种过伸、过屈的姿势，容易引起颈部软组织劳损，使宝宝小小年纪就患上颈部疾病。

◎**电视眼病**。宝宝长时间盯着电视看，会造成眼睛疲劳，视力下降而形成近视。此外，在较暗的环境下看电视时间过长，会大量消耗视网膜中的视紫红质，容易造成维生素A缺乏，致使人在黄昏时或较暗的环境中视物不清，严重者就会发展成为夜盲症。

◎**电视肥胖症**。许多宝宝都有这样的习惯：一边看电视，一边吃零食。摄入的热能远比消耗的多，很容易引起肥胖症。调查资料表明，每天看5小时电视的宝宝比每天看1小时电视的宝宝患肥胖症的概率高出1倍。

◎**电视胃肠病**。有些宝宝一边吃饭一边看电视，看电视时全神贯注，进食则漫不经心，食不知味。长此以往，就会引起胃肠自主神经功能紊乱，使胃液、胆汁和胰腺液等消化液分泌减少，胃肠蠕动功能减慢，从而出现食欲不振、消化不良、偏食挑食等症状，严重者会诱发胃病。

◎**电视孤独症**。电视属于一种单向传播形式，宝宝常常与电视相伴，就会变得不关心周围事物，对什么事都不感兴趣，也不喜欢接触小朋友。这些宝宝由于长期处于孤独状态，既忽视了自己的存在，也忽视了他人的存在。陷入虚幻的情景中，常常会想入非非，行为上变得不合群，独来独往，长大后容易成为心理不健全的人。

◎**电视迷综合征**。有些宝宝过分沉溺于电视，把看电视当作生活的主旋律，这样势必影响正常的生活。过分沉溺于电视，不仅会引起自主神经功能紊乱，而且还会出现眼花、失眠、头昏、多梦等症状。

了解病因

① 电视节目丰富多彩，许多人都爱看。宝宝自制能力差，难以抵挡电视的诱惑。

② 父母工作忙，没时间陪宝宝，宝宝只能以电视为伴；爷爷奶奶溺爱宝宝，不约束宝宝看电视的时间，往往会让宝宝成了电视迷。

护理方法

　　宝宝看电视时饿了，要让他关闭电视再吃东西，以免边看电视边吃东西而影响消化吸收。

儿科疾病的特殊饮食

❋ 乳品

◎**稀释奶**：适合新生儿、早产儿食用。

◎**脱脂奶**：半脱脂或全脱脂奶，脂肪含量低，宝宝腹泻或消化功能差时可短期食用。

◎**酸奶**：牛乳加酸或经乳酸杆菌发酵成酸奶，其蛋白质凝块小、易于消化，适合于腹泻及消化力弱的宝宝食用。

◎**豆奶**：适用于乳糖不耐受和牛乳过敏的宝宝。

◎**无乳糖奶粉**：不含乳糖，含蔗糖、葡萄糖聚合体、麦芽糖糊精、玉米糖浆，适合长期腹泻、有乳糖不耐受的宝宝食用。

◎**低苯丙氨酸奶粉**：适用于确诊为苯丙酮尿症的宝宝食用。

❋ 一般膳食

◎**普通膳食**：食用易于消化、营养丰富、热量充足的食物。

◎**软食**：将食物烹调得细、软、烂，介于普通饮食和半流质饮食之间，如稠粥、烂饭、面条、馒头、肉末、鱼羹等，使之易消化，适用于消化功能尚未完全恢复或咀嚼能力弱的宝宝。

◎**半流质饮食**：呈半流体或羹状，介于软食和流食之间，由牛乳、豆浆、稀粥、烂面、蒸鸡蛋等组成，另外可以加少量饼干、面包等，适用于消化功能尚弱而不能咀嚼大块固体食物的宝宝。

◎**流质食物**：全部为液体，如牛奶、豆浆、米汤、蛋花汤、藕粉、果汁、牛肉汤等，无需咀嚼就能吞咽，易于消化吸收，适用于高热、消化系统疾病、急性感染、胃肠道手术后的宝宝，亦适用于鼻饲（即把胃管通过鼻腔连接到胃部，食物由胃管送入）。流质饮食热量较低，只适合短期食用。

✿ 特殊饮食

◎**少渣饮食**：纤维含量少，对肠胃刺激小，易消化，适用于患肠胃感染、肠炎的宝宝。

◎**无盐及少盐饮食**：无盐饮食或每日食物中含盐量在3克以下，烹调膳食不另外加盐；少盐饮食每天额外供给1克盐，供心力衰竭和肝、肾疾病导致的水肿宝宝食用。

◎**高铁饮食**：每日增加含铁食物的摄入，如动物血、动物肝脏、肉类等。适用于贫血患儿。

◎**高蛋白饮食**：在一日三餐中添加富含蛋白质的食物，如鸡蛋、鸡肉、瘦肉、肝和豆制品等，适合营养不良、有消化性疾病的宝宝。

◎**低脂肪饮食**：膳食中不用或禁用油脂、肥肉等，适用于肝病宝宝。

◎**低蛋白饮食**：膳食中减少蛋白质含量，以糖类（如土豆、甘薯、水果等）来补充热量，适用于尿毒症、肝昏迷和急性肾炎的少尿宝宝。

◎**低热量饮食**：日常饮食中应尽量减少脂肪和糖类的含量，并保证蛋白质和纤维素的需求。可以选用鱼肉、蛋类、豆类、蔬菜等食用，适用于单纯性肥胖症的宝宝。

◎**代谢病专用饮食**：如不含乳糖的食物，适用于半乳糖血症的宝宝；低苯丙氨酸奶则适用于苯丙酮尿症宝宝。

❀ 检查前饮食

宝宝在进行某些化验检查前对饮食有一些特别的要求。

◎**潜血膳食**：连续3天不食用肉类、动物肝脏、动物血和绿叶蔬菜等，适用于消化道出血检查。

◎**胆囊造影膳食**：用高脂肪膳食等食物来使胆囊排空，以便检查胆囊功能。

◎**干膳食**：食用米饭、馒头、鱼类、肉类等含水分较少的食物，以利于尿浓缩功能试验和12小时尿细胞计数等检查。

专题二

儿科疾病护理原则及补水方法

❋ 宝宝生病时的护理原则

婴幼儿阶段是一个连续的生长发育的过程，不同年龄段的宝宝在生理、病理、心理等方面所呈现的特点各不相同。宝宝发病原因、疾病过程等与成年人也有所不同，因此，在疾病的治疗处理上应充分考虑宝宝的年龄因素，给宝宝最周到的护理。由于宝宝起病急、变化快，容易引发一个甚至多个器官系统病变，所以治疗措施必须要适时、全面、突出重点，并且治疗过程中比成年人更需要爱心、耐心、精心。任何一种不恰当的处理方法或方式都有可能对婴幼儿生理和心理等方面产生不良影响，甚至会影响其一生。

在疾病治疗过程中，儿科护理是极为重要的一个环节，许多治疗操作均通过护理来实现。良好的护理在促进患病宝宝康复中起着很大的作用。下面介绍一些基本的护理原则：

◎**细致的临床观察**：临床观察到患病宝宝的不典型或细微的表现，都应考虑其可能存在的病理基础。如宝宝哭闹，可以是正常的生理要求，也可能是疾病的表现，对此细致的观察是鉴别两者的关键。

◎**合理的病室安排**：按年龄分病区，如新生儿和早产儿病室、年长儿病室、小婴儿病室等；按病种分区，将同类患病宝宝集中治疗，传染病则按照病种隔离；按病情分病房，重症收住抢救监护病室，恢复期集中于一室。

◎**规律的病房生活：**保证充足的睡眠和休息，观察病情应尽量不影响患病宝宝的睡眠，尽可能集中时间治疗和诊断操作，并定时进餐。

◎**预防医源性疾病：**防止交叉感染。医护人员在接触患病宝宝前后均应洗手，病室要定时清扫、消毒；防止医源性感染，如正确、规范地应用导尿、穿刺等各种治疗方法，定时检查消毒设备，以防止感染发生。

❀ 宝宝生病期间补水的学问

宝宝还小，身体抵抗力比较差，容易发热、腹泻、呕吐。所以，当宝宝生病的时候，妈妈一定要记得给宝宝补水，这不仅有助于缓解病症，而且有加快宝宝康复的作用。

及时给患病宝宝补水好处多

◎**有效预防脱水：**宝宝生病时如果不及时补充水分，很容易出现脱水现象，如果脱水不能及时得到缓解，会导致大脑的损伤甚至死亡。因此，一定要尽量避免宝宝脱水。

◎**促进新陈代谢：**宝宝患病时机体对水的需求量增加，及时补充水分有利于宝宝康复。给发热的宝宝及时补水，将有助于高热的散退；给患腹泻的宝宝及时补水，有助于防治脱水；给患感染疾病的宝宝及时补水，有助于体内毒素的排泄。总之，多饮水可促进疾病的痊愈。

补水的方法

◎**给宝宝喝母乳**：母乳中80%左右都是水分，非常适合对水分需求量大的宝宝食用。宝宝生病时，除了正常的喂奶以外，可另外适当添加母乳或者配方奶的喂食次数，可每隔1小时少量补充一次。

◎**白开水是最佳的水分补充品**：对于小宝宝，白开水是最好的补水选择。它不仅能满足宝宝补水的需求，并且安全，所以白开水可作为宝宝生病时体液补充的最佳来源。最好给宝宝在两次喂奶中间喂一次白开水。

◎**蔬菜汁、纯果汁**：蔬菜汁、纯果汁适合3个月以上的宝宝。生病时如果宝宝不喜欢喝白开水，这时妈妈可以让宝宝喝一些鲜榨果汁，但是一定要先稀释一下，果汁与水的比例最好为1∶1。

◎**米粥**：用米粥给宝宝补水，不仅可以补充水分，还可以增强宝宝的体质，让宝宝早日恢复健康，适合4个月以上的宝宝。但要注意，喂的量不要太多，在两次喂奶之间少量补充即可。

另外，要提醒妈妈，给宝宝补水的时候饮品一定要以清淡为原则，糖分要低。

宝宝生病用药小问答

1. 宝宝整个服药的过程时间过长怎么办?

口服药一般不会规定多长时间内必须全部服完,但是如果服用时间超过1小时,常常无法使血液内的药物达到发挥药效的浓度,因而影响药物的治疗效果。另外,粉状药剂和食物搅拌在一起或溶于水的时间过长其药物成分也会发生变化,因此应该尽可能在30分钟内完成服药过程。

2. 给宝宝服药后如果都吐了,还要再服一次药吗?

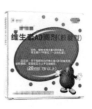

宝宝在服药后出现呕吐现象,单凭肉眼很难判断到底有多少药物已经被身体吸收了。另外,服用的药物一般在30分钟内大部分就会被吸收,所以如果服药后过了一段时间宝宝出现呕吐,无需再次服药。还需注意的是,刚哺乳后立即给宝宝喂药很容易引起呕吐,可以选择在哺乳前或哺乳后30分钟给宝宝喂药。

3. 可以用牛奶给宝宝送服药物吗?

有些家长在喂宝宝服药时，经常将药物研碎混入牛奶中或用牛奶送服。这样做虽然能掩盖药物的某些不良气味，使宝宝愿意服药，但对药效也会有一定的影响。

牛奶中含有较多的钙及铁、磷等无机盐，这些物质可与某些药物成分发生作用而影响人体对药物的吸收，降低药效。如中成药中的黄酮、有机酸等成分，遇到牛奶中的上述成分会相互作用，有碍药物吸收，使疗效降低；化学药物如土霉素、四环素等可与钙、铁结合成络合物，使这些药物的吸收受到影响，甚至达不到治疗目的；另外，牛奶中的蛋白质、脂肪等，对某些药物的吸收也有一定影响。所以，用牛奶送服药物是不妥当的。

4. 能用果汁送服药物吗?

"良药苦口利于病"这个道理宝宝往往不懂，因惧怕药物的苦味，而不愿服药。家长为了方便宝宝服药，有时会用水果汁送服，这是极不妥当的。果汁中含有许多酸性物质，可使许多药物提前分解或使糖衣提前溶化，不利于药物在小肠的吸收，影响药效。有的药物在酸性环境中会增加不良反应。尤其是常用的抗菌药物，如红霉素、黄连素、麦迪霉素等。

专题四

减轻宝宝对药物抵触的窍门

　　宝宝的药物一般分为糖浆、药粉及栓剂等种类，每种都有各自不同的使用方法，在给宝宝服用前，一定要弄清楚怎么喂。除此之外还应掌握一些喂药的窍门，使宝宝顺利地将药吃下。下面列举两种最常见的药，水剂糖浆、片剂药丸。

❋ 水剂和糖浆

喂药具体方法

① 喂宝宝水剂或糖浆时，可以先将药水倒入小匙中。用小匙轻轻压住宝宝的舌头，从舌根处往嘴里慢慢灌入。

② 喂油剂或水剂时也可使用药品包装中所带的滴管，并根据滴管上的刻度吸出需要量滴在面包、饼干上。可以从嘴角慢慢滴入，注意不要一下挤出来，这样容易呛到宝宝。

③ 喂完之后要给宝宝喂少量温开水以清洁口腔，让宝宝保持站立位或坐立位2分钟。

④ 较小的宝宝可以竖直抱起，轻拍背部，排出哭闹时吞到胃里的空气，以免打嗝时将药液吐出。

◎服用前要注意把药水摇匀。

◎最好使用原装的滴管配药，以确保药量的准确。

◎一定要按时按量喂药，不可随意增加或减少，尤其是抗生素。

◎给宝宝喂药时要注意周围环境的安全，以免宝宝挣扎而被周围的东西撞伤。

◎注意观察宝宝服药后的反应，如皮肤是否有红疹、病情有无缓解或是否出现其他不适症状等。一旦有这些情况出现，应立即停药并与医生联系。

糖浆的保存

◎糖浆很容易变质，所以一般放入冰箱内保存。

◎保存超过1周以上的糖浆要扔掉，不要再使用。

◎糖浆容易与果汁混淆，所以为了避免喂错或者家里人误食，最好贴上标签。

❀ 片剂和药丸

喂药具体方法

① 如果服用的是药片，要先将其碾成碎末，然后放入等量白糖溶化的糖水中；如果服用的是中药丸，先将药丸弄碎，再用温开水溶化成汤液。

② 用手臂环抱宝宝，双膝固定住宝宝的双腿。抬高其头部，将小匙紧贴着宝宝的嘴角，让药液沿着舌头

一点点地进入，待看到宝宝吞咽后再将小匙拿开。

③ 如果宝宝不肯将药液咽下，可用手指轻捏双颊促使其咽下。

喂药注意事项

◎如果药末不溶于水，可以和白糖混匀，使药末附着在糖粒上，再用温开水溶化，以免宝宝哭闹时吹起浮在水面上的药末呛入气管引起呛咳和呕吐。

◎可以用塑料吸管代替小匙，如使用吸管把药液吸出，再把吸管口放在宝宝的颊部黏膜与齿龈之间，慢慢地挤入或滴进口腔。

◎用塑料吸管代替小匙喂药时，如果宝宝出现呛咳要马上停止。

✤ 药粉

喂药具体方法

① 取医生指定的药量放进小碗里，将几滴温开水慢慢滴入药粉中，均匀混合。注意水应适量，太多则不易搅匀。

② 当水加到一定量时，最好用匙子和开，以免有苦味，宝宝吃起来不方便。

③ 当舌头接触药物时，宝宝能感觉到苦味，所以最好用小匙紧贴口腔内侧喂药。之后再喂适量水以清洁口腔。

专题五

宝宝的金牌食材

宝宝处于娇嫩时期，需要格外呵护他们的身体健康，营养饮食一定不能忽视，下面列举一些适合宝宝吃的食物，除了蔬菜、水果、鱼、蛋外，看看有什么其他的好食材吧！

✿ 面条

面条能补充宝宝的碳水化合物，并且利于消化，搭配一个荷包蛋或者一小碗蔬菜沙拉，绝对是宝宝的营养美味主食。

✿ 豆腐

豆腐是宝宝不可或缺的万能食材，富含优质蛋白质，很方便。食用前需要先用沸水快煮一下。

✿ 麦片

麦片同样是非常好的食材，富含铁质和钙质，易于消化，同时，还含丰富的膳食纤维，利于宝宝的健康发育。

❋ 鲜奶油

鲜奶油含大量脂肪，可炖煮或烤制食品作为一种调料，使食物增添风味，增加宝宝的食欲，但不建议直接大量食用。

❋ 牛奶

牛奶富含蛋白质、脂肪等营养素，很适合宝宝生长发育的需求，但是要注意不能空腹饮用牛奶。

❋ 海苔

若是烧海苔，只需泡水就会变得黏糊。调味海苔因含盐和糖分等，要尽量搭配其他食物，如吐司、蛋糕等。

❋ 牡蛎

牡蛎富含蛋白质，加热后仍十分柔软，是适合宝宝食用的贝类。但要购买新鲜的优良牡蛎，并且要充分煮软。

❋ 豆浆

豆浆健康美味，非常适合宝宝饮用，但不要用来取代牛奶，可与牛奶交替饮用。